ARTRITIS

© Adolfo Pérez Agustí

edicionesmasters@gmail.com

ISBN: 978-84-96319-06-6

ARTRITIS

Por definición, artritis significa "inflamación de las articulaciones", y se usa para describir más de 100 enfermedades diferentes y las patologías que afectan a las articulaciones, los tejidos que las rodean y otros tejidos conectivos.

Se pueden producir con suma facilidad síntomas inflamatorios en la túnica interna articular de la cápsula y en el tejido celular, debido a traumatismos, esfuerzos excesivos y efectos tóxicos ocasionados por bacterias. Otra forma común, la osteoartritis (OA) también conocida como artrosis, se caracteriza por dolor, rigidez, limitación del ámbito de movimiento e irregularidades mecánicas en la articulación afectada. Aunque la inflamación no es directamente causada por la OA, no es raro que las articulaciones artríticas se inflamen debido a la erosión del tejido de la articulación. La OA también puede crear crecimientos óseos alrededor de las articulaciones (fenómeno frecuentemente visto en las personas con manos artríticas).

Para algunas personas la OA es una molestia menor; para otras, sin embargo, es una enfermedad seria y hasta incapacitante. Aunque la enfermedad puede declararse en cualquier articulación, por lo general afecta una o más de las siguientes áreas: manos, hombros, cuello, parte inferior de la espalda, caderas, y rodillas. La probabilidad de desarrollar artritis aumenta con la edad, y se estima que casi un 75% de las personas mayores de 60 años la padecerá. Sin embargo, es importante mencionar que la osteoartritis no es una parte inevitable del proceso de envejecimiento, y que los jóvenes también pueden desarrollarla.

Otro tipo de artritis reumática es la artritis psoriásica, la cual es más prevalente en hombres que en mujeres. La artritis psoriásica, similar a la artritis reumatoide, incluye inflamación y fusión de las vértebras del cuello y la parte inferior de la espalda, y también se caracteriza por escamosidad de la piel y descamación de las uñas. Además, existen enfermedades reumáticas no específicas que pueden combinar varias características de las otras enfermedades reumáticas. La artritis juvenil es una condición reumática que afecta las articulaciones, órganos internos, e incluso los ojos. A pesar de esto, el curso de la artritis juvenil es muy predecible y las posibilidades de recuperación son bastante altas. De hecho, generalmente la artritis juvenil entra en remisión cuando el enfermo se hace adulto, aunque el reto más grande es prevenir daños al cuerpo mientras la enfermedad está activa. Todas estas enfermedades presentan una serie de síntomas muy similares y entre ellos nos encontramos con dolor e hipersensibilidad en las articulaciones, chasquidos de éstas al doblarlas o flexionarlas, ligera fatiga general, algo de fiebre, rigidez después del reposo, quizá edemas en la bolsa sinovial y limitación del movimiento a causa del dolor. También es frecuente que el dolor cambie de articulación y que empeore con la humedad ambiente, lo que daría lugar a que la persona detecte los cambios de clima solamente por el dolor de sus articulaciones.

De proseguir la enfermedad aparece fuerte dolor ocasionado por la tumefacción, así como limitación en el movimiento. La articulación afectada reacciona inflamándose, se vuelve hipersensible y si existe invasión bacteriana el dolor se hace intenso.

CAPÍTULO 1

Tipos de artritis

La **osteoartritis** es una forma de artritis que ocasiona la ruptura y la eventual pérdida del cartílago de una o más articulaciones. Al tratarse de la sustancia proteica que sirve como un "colchón" entre los huesos de las articulaciones, la enfermedad puede afectar seriamente la movilidad. Entre los más de 100 tipos diferentes de enfermedades enclavadas en el término artritis, la osteoartritis es el más común y afecta a más de 25 millones de personas solamente en los Estados Unidos.

Se produce con más frecuencia a medida que envejecemos, aunque antes de los 45 años, la osteoartritis es más frecuente en varones y después de los 55 años de edad, es más frecuente en las mujeres.

Se trata de una enfermedad que afecta comúnmente a las manos, pies, columna vertebral, y las grandes articulaciones que soportan peso, como las caderas y las rodillas. De causa desconocida, nos referimos a ella como osteoartritis primaria y cuando se conocen las causas como osteoartritis secundaria

Otro tipo de artritis reumática es la **artritis psoriásica**, la cual es más prevalente en hombres que en mujeres. La artritis psoriásica, similar a la artritis reumatoide, incluye una inflamación y fusión de las vértebras del cuello y la parte inferior de la espalda, y también se caracteriza por escamosidad de la piel y descamación de las uñas.

La **artritis juvenil** es una condición reumática que afecta las articulaciones, órganos internos, e incluso los ojos. A pesar de esto, el curso de la artritis juvenil es muy predecible y las posibilidades de recuperación son bastante altas. De hecho, generalmente la artritis juvenil entra en remisión cuando el enfermo se hace adulto, aunque el reto más grande es prevenir daños al cuerpo mientras la enfermedad está activa.

Además, existen enfermedades reumáticas no específicas que pueden combinar varias características de las otras enfermedades reumáticas.

Otras enfermedades artríticas

Fibromialgia, una enfermedad que causa dolor en los músculos, ligamentos y tendones del cuerpo.

Lupus, una condición crónica que causa inflamación en los tejidos del cuerpo.

Gota, un tipo de artritis que suele afectar el dedo gordo, pero también puede desarrollarse en cualquier articulación del cuerpo.

Artritis reactiva, que puede causar inflamación de las articulaciones, los ojos y la uretra.

Artritis secundaria, un tipo de artritis que puede desarrollarse después de una lesión de la articulación, y en ocasiones se produce muchos años después de la lesión

Polimialgia reumática, alteración del sistema inmune que ataca a los tejidos sanos, causando dolor muscular, rigidez y la inflamación de las articulaciones

CAPÍTULO 2

OSTEOARTRITIS

Síntomas de osteoartritis

La enfermedad se declara de forma lenta y en su mayoría los primeros signos son el dolor articular después del trabajo físico o ejercicio. A medida que la enfermedad progresa, los síntomas más comunes incluyen:

Dolor en una articulación

Hinchazón o sensibilidad en una o más articulaciones

Rigidez después de periodos de inactividad, como dormir o sentarse

Brotes de dolor e inflamación después del uso de la articulación afectada

Percepción de sonido del roce de hueso con hueso (llamado crepitación) cuando se usa la articulación.

Áreas afectadas

Rodillas

Debido a que las rodillas son principalmente las articulaciones que soportan el peso, están muy comúnmente afectadas. Si tiene simultáneamente artrosis en las rodillas, se puede sentir que estas articulaciones están rígidas, hinchadas y dolorosas, por lo que es difícil caminar, subir y entrar, y levantarse de las sillas y bañeras.

Caderas

La cadera puede causar dolor, rigidez e incapacidad grave, pues soportan casi todo el peso del cuerpo y permiten el movimiento de las extremidades inferiores. También se puede sentir el dolor en la ingle, parte interna del muslo, o las rodillas, lo que puede llevar a dificultad para moverse, agacharse y caminar.

Dedos y manos

Cuando se produce en las manos y los dedos, la base de la articulación del pulgar está comúnmente afectada y las personas experimentan rigidez, entumecimiento y dolor. Otros síntomas en las manos y dedos son:

Nódulos de Heberden: pequeñas protuberancias óseas que aparecen en las juntas de los extremos de los dedos.

Nodos de Bouchards: pequeñas protuberancias óseas que aparecen en las articulaciones medias de los dedos.

Espina dorsal

A veces los cambios relacionados con la artritis de la columna vertebral pueden hacer presión sobre los nervios, ocasionando debilidad o entumecimiento de brazos o piernas.

Causas

Si bien se desconoce la causa exacta, el daño articular puede ser debido al movimiento repetitivo (también conocido como "uso y desgaste"), aunque puede comenzar como resultado de una lesión. De cualquier manera, en la enfermedad no hay erosión del cartílago, esto es, la parte de la articulación que cubre los extremos de los huesos y que actúa como un amortiguador, permitiendo que la articulación se mueva sin problemas. Cuando el cartílago se rompe, los extremos de los huesos se adelgazan y la articulación puede perder su forma normal. Si hay una mayor degradación del cartílago, los extremos de los huesos pueden comenzar a rozar, y provoca dolor. Además, el tejido articular dañado puede provocar la liberación de ciertas sustancias llamadas prostaglandinas, que también pueden contribuir al dolor y la inflamación característica de la enfermedad.

Factores de riesgo

Edad

Aunque puede comenzar en la edad adulta, a menudo es debido a la lesión de la articulación.

Género

Afecta tanto a hombres y mujeres. Sin embargo, antes de los 45 años, se produce con más frecuencia en los hombres, después de los 45 años es más común en las mujeres.

Lesión de la articulación o el uso excesivo causado por el trabajo físico o el deporte.

Una lesión traumática aumenta el riesgo de desarrollar artrosis en la articulación. Las articulaciones que se utilizan repetidamente en determinados puestos de trabajo pueden ser más propensas a desarrollar la enfermedad debido a una lesión o uso excesivo.

Obesidad

Las posibilidades de padecerla generalmente aumentan con la cantidad de peso que las articulaciones del cuerpo tienen que soportar. La rodilla se ve especialmente afectada, ya que es una de las principales articulaciones que soportan peso.

Alineación perdida

Las personas con articulaciones que no se mueven o no encajan correctamente, como las piernas arqueadas, caderas dislocadas, articulaciones dobles, tienen más probabilidades de desarrollar artritis en las articulaciones.

Herencia

Un defecto hereditario en uno de los genes responsables de fabricar erróneamente los cartílagos, pudiendo ser un factor contribuyente en el desarrollo.

Diagnóstico

Si se experimenta dolor en las articulaciones, rigidez y / o hinchazón que no desaparece, hay que visitar al médico que confirmará un diagnóstico preciso.

Algunas de las pruebas pueden incluir:

Radiografías.

Pueden ayudar a determinar si se tiene artrosis o artritis reumatoide. Una serie de rayos X obtenidos a través del tiempo puede mostrar cómo está progresando el daño articular. Las radiografías de las articulaciones afectadas pueden mostrar pérdida de cartílago, daño en los huesos, y crecimiento de hueso extra (conocido como osteofitos) que puede desarrollarse en la superficie de los huesos normales.

Aspiración de la articulación.

Si el médico no está seguro del diagnóstico o sospecha que puede tener una infección, puede realizar una aspiración articular. En este procedimiento, se examina el líquido sinovial (el líquido que lubrica la articulación) de las articulaciones afectadas utilizando una aguja.

Evalúe su enfermedad

Esta lista de verificación de los síntomas de la artritis puede ayudar a que el médico determine si la artritis podría ser la causa de sus síntomas.

¿Tiene dolor en una o más de las articulaciones?

⊙ Sí ⊙ No

¿Tiene hinchazón en una o más articulaciones?

⊙ Sí ⊙ No

¿Tiene rigidez en las articulaciones, especialmente después de no moverse durante un período prolongado de tiempo (por ejemplo, por la mañana)?

⊙ Sí ⊙ No

¿Tiene dolor o molestias en una articulación que tiene un historial de lesión?

⊙ Sí ⊙ No

Tratamiento convencional

Es importante entender que aunque la medicina convencional no posee medios para la pérdida de cartílago en la artrosis o la artritis reumatoide, hay opciones de tratamiento disponibles para ayudar a aliviar los síntomas. Estos pueden incluir:

Medicamentos

Ejercicio

Dieta

Cirugía

Medicamentos de venta libre

Cremas

Las cremas tópicas son para aliviar el dolor, impartir masajes, y se pueden aplicar también en aerosoles.

Acetaminofeno

El paracetamol puede ser utilizado para ayudar a aliviar el dolor de la osteoartritis. Sin embargo, no reduce la inflamación.

Antiinflamatorios no esteroideos (AINE).

A diferencia del paracetamol, tratan tanto el dolor como la artritis y la inflamación. Mientras que todos los AINE funcionan de manera similar, cada uno posee una química diferente y por lo tanto pueden responder de manera diferente.

Venta con receta

Analgésicos narcóticos

Los narcóticos alivian el dolor actuando en los receptores del dolor de las células nerviosas; pero no reducen la inflamación.

Algunos se prescriben para uso a corto plazo debido a la posibilidad de la dependencia física y psicológica.

Corticosteroides

Estos agentes antiinflamatorios pueden inyectarse en las articulaciones afectadas para aliviar temporalmente el dolor de la osteoartritis. No se recomienda más de 2 a 4 tratamientos al año. También se pueden tomar por vía oral para el tratamiento de la artritis reumatoide.

Ácido Hialurónico

Este tratamiento está aprobado solamente para la osteoartritis de la rodilla. Se administra en una serie de 3 a 5 inyecciones y está diseñado para sustituir el componente de la articulación involucrada en la lubricación de la articulación y la nutrición.

Otros

Ejercicio y Terapias Relacionadas

Es importante hacer todo lo posible para mantenerse en forma y flexible, a pesar de que mantenerse activo con síntomas de artritis a veces puede ser un reto. Los ejercicios se pueden hacer en casa para ayudar a mantener la flexibilidad

Hay entrenamiento de resistencia, aeróbicos y yoga

Terapia ocupacional

Control del peso. El exceso de peso puede empeorar los síntomas de la osteoartritis y perder incluso unos pocos kilos puede marcar la diferencia cuando se trata de reducir el estrés en las rodillas.

Meditación

Masaje

Calor y frío.

Terapia Física y Ocupacional

Ejercicios de amplitud de movimiento

Para ayudar a aliviar el dolor, las personas con artritis a menudo mantienen las articulaciones afectadas dobladas - sobre todo en las rodillas, las manos y los dedos - porque es más cómodo durante las primeras etapas de la enfermedad. Si bien esto puede aliviar temporalmente las molestias, al poner el menisco en la misma posición durante demasiado tiempo puede causar la pérdida permanente de la movilidad y dificultad para las actividades cotidianas.

Un plan de movimientos (también llamados ejercicios de estiramiento o flexibilidad) ayudan a mantener la función normal de la articulación incrementando y preservando la movilidad articular y la flexibilidad. En este grupo de ejercicios, las articulaciones afectadas se acondicionan para enderezarse suavemente y aumentar la flexión de las articulaciones de una manera controlada y cómoda. Durante el trascurso del programa de ejercicios, las articulaciones se estiran progresivamente (manteniendo los niveles de confort) y se mantienen cerca de la gama normal.

Además de preservar la función articular, los ejercicios son una forma importante de calentamiento y estiramiento, y deben hacerse antes de realizar ejercicios de fortalecimiento o resistencia o participar en cualquier otra actividad física.

Ejercicios de fortalecimiento

Los músculos fuertes ayudan a mantener las articulaciones débiles estables y más cómodas y protegidas contra daños. Un programa de ejercicios de fuerza y acondicionamiento que se dirija a grupos específicos de músculos, puede ser beneficioso como parte del programa de tratamiento de la artritis. Hay varios tipos de ejercicios de fortalecimiento que, cuando se realizan correctamente, pueden mantener o aumentar el tejido muscular de apoyo sin agravar las articulaciones afectadas.

Algunas personas con artritis evitan el ejercicio debido a dolor en las articulaciones. Sin embargo, los ejercicios llamados **isométricos** están diseñados para fortalecer los grupos musculares específicos, sin doblar las articulaciones dolorosas. Los isométricos no implican movimiento de la articulación, sino más bien fortalecer los grupos musculares utilizando una serie alternada de contracciones musculares aisladas y períodos de descanso.

Otro grupo de ejercicios llamados **isotónicos** son similares a los de movimiento porque implican la movilidad articular. Sin embargo, este grupo de ejercicios es más intenso, logrando el desarrollo de resistencia a través de mayores repeticiones o velocidad de las repeticiones, o mediante la introducción de resistencias de peso ligero con pequeñas pesas o bandas elásticas. Hay numerosas máquinas en los gimnasios que sirven para este propósito.

La **hidroterapia** o aquaterapia (terapia con agua), es un programa de ejercicios realizados en una gran piscina. Puede ser más fácil para las articulaciones dolorosas porque el agua quita algo de peso fuera de las zonas afectadas, mientras que proporciona el entrenamiento de resistencia.

Ejercicios de resistencia

La base del entrenamiento de resistencia es el ejercicio aeróbico, lo que incluye cualquier actividad que utilice grandes grupos musculares y se mantenga de forma continua durante un largo período de tiempo y rítmicamente. Las ventajas de la actividad aeróbica en el corazón, los pulmones y el sistema cardiovascular son:

Utiliza el oxígeno más eficientemente.

Abastece a todo el cuerpo con una mayor cantidad de sangre rica en oxígeno.

Construye a formar un tejido muscular más fuerte.

Cuando se combina con una dieta saludable, la actividad aeróbica es también fundamental para el control de peso (lo que reduce el exceso de presión en las articulaciones afectadas) y la mejora de la salud en general.

Los ejemplos de actividades aeróbicas como caminar, natación, baile aeróbico de bajo impacto y bicicleta estática, también se pueden compaginar con actividades cotidianas como cortar el césped, rastrillar las hojas o jugar al golf. Caminar es uno de los programas más fáciles para empezar, ya que no requiere de habilidades o equipo como no sea un buen par de zapatos especiales para caminar, y es menos estresante para las articulaciones que correr o trotar. La bicicleta de paseo también puede ser más beneficiosa para las personas con artritis que otras actividades aeróbicas, porque pone menos tensión en las articulaciones de rodilla, pie y tobillo.

El ejercicio recreativo apropiado, incluyendo los deportes, puede ser útil para la mayoría de las personas con artritis, pero sólo si está precedido por un programa de movimiento y fuerza aeróbico para reducir la posibilidad de lesiones.

Comenzar un nuevo programa de ejercicios

Independientemente de su condición física actual, debe discutir las opciones de ejercicio con un médico antes de comenzar cualquier programa de ejercicios. Además, debe hacerlo bajo la supervisión de un terapeuta físico u ocupacional, preferiblemente uno con experiencia en el trabajo con pacientes con artritis.

Las personas con artritis que están comenzando un nuevo programa de ejercicio deben pasar algún tiempo de acondicionamiento con un programa que se compone sólo de amplitud de movimiento y ejercicios de fortalecimiento, dependiendo de su condición física y atlética. Los ejercicios de resistencia se deben agregar gradualmente, y sólo después de que se sienta cómodo con su nivel de condición física actual.

Al igual que con cualquier cambio en el estilo de vida, su cuerpo va a necesitar algún tiempo para adaptarse a su nuevo programa. Durante las primeras semanas, puede notar cambios en la forma en que los músculos se sienten, los cambios en los patrones de sueño o los diferentes niveles de energía. Estos cambios se pueden esperar con el aumento de los niveles de actividad. Sin embargo, los niveles o programas de ejercicios inadecuados pueden ser perjudiciales, por lo que los síntomas de la artritis pueden empeorar.

Consulte a su médico o terapeuta y ajuste su programa si experimenta cualquiera de los siguientes síntomas:

Fatiga inusual o persistente

Dolor agudo

Aumento de la debilidad

Disminución del rango de movimiento

Mayor hinchazón de las articulaciones

Dolor continuo (que dura más de 24 horas).

Algunos consejos para evitar el dolor durante el ejercicio:

Modificar el programa de ejercicios mediante la reducción de la frecuencia (días por semana) o la duración (cantidad de tiempo de cada sesión) hasta que el dolor mejore.

Cambio del tipo de ejercicio para reducir el impacto en las articulaciones.

Hacer calentamiento apropiado y enfriamiento antes y después del ejercicio.

El ejercicio debe realizarse a un ritmo cómodo y deberíamos ser capaces de mantener una conversación mientras se ejercita.

Asegúrese de que tiene unos zapatos adecuados.

El tratamiento eficaz de la artritis debe incluir un equilibrio cómodo entre el movimiento, los ejercicios de fortalecimiento y de resistencia. Pero, independientemente del programa de ejercicio que elija, es importante comenzar lentamente y elegir un programa que le permita disfrutar para mantenerlo. Haga del ejercicio parte de su rutina para que se convierta en un compromiso de por vida.

Dispositivos de ayuda

Diversos dispositivos de autoayuda pueden hacer las tareas más fáciles para las articulaciones. Estos productos, ayudan a mantener las articulaciones en la mejor posición para el funcionamiento, proporcionando un impulso cuando sea necesario, y ayudan a ampliar su rango de movimiento. Por ejemplo:

En el dormitorio.

Al vestirse, las cremalleras y botones adecuados pueden ayudarle a sujetar la ropa. O bien, puede optar por usar ropa con cierres de velcro. Un calzador de mango largo le permitirá llegar sin problemas al calzado.

En la cocina.

Los electrodomésticos, tales como los abrelatas eléctricos, procesadores de alimentos y máquinas de cortar hacen que el trabajo sea más fácil. Herramientas de mango largo con un mecanismo de sujeción, se pueden utilizar para recuperar los elementos almacenados en lo alto o extremos. Instale un abrelatas eléctrico.

En el cuarto de baño.

Las barras y los pasamanos proporcionan estabilidad y una seguridad adicional cuando se está saliendo de la bañera o ducha. Estos son una necesidad si se tienen problemas con el equilibrio. Ciertas palancas para las llaves y grifo están disponibles si el agarre es pequeño y no se tiene suficiente fuerza. Un asiento de inodoro elevado puede hacer que sea más fácil sentarse y levantarse.

En la oficina.

En el ambiente de trabajo, se pueden emplear muchos dispositivos y modificaciones, como en sillas y superficies de trabajo con altura ajustable para teléfonos con grandes botones y auriculares de manos libres. Un terapeuta le ayudará a elegir los cambios y obtener los dispositivos que necesita.

En el juego.

El ocio puede ser agradable a través del uso de dispositivos de asistencia, como reclinatorios y mangueras de peso ligero para la jardinería, marcos para coser y bordar, y utensilios que barajan los juegos de cartas.

En el coche.

Cuando se conduce, un portallaves grande puede hacer que sea mucho más fácil activar el encendido. Un abridor de tapa de la gasolina puede ayudar al llenar el tanque en la gasolinera. Ponga pedales algo mayores que los de origen y para el freno de mano un supletorio más grueso.

Bastón.

Un bastón adecuado puede aliviar la presión sobre las rodillas doloridas, caderas, tobillos y pies, así como mejorar el equilibrio. No lo utilice demasiado, pues así atrofiará unos músculos y someterá a mayor esfuerzo a otros.

Los estilos más comunes de bastón son de un solo punto. Para elegirlo póngase sus zapatos para caminar y esté de pie con los brazos a los lados. La parte superior o curva de la caña debe golpear en el pliegue de la muñeca. Si la caña es demasiado alta, no obtendrá el apoyo que necesita. Cuando la caña es demasiado baja, irá encorvado.

Las personas a menudo tratan de usar un bastón en su lado débil. De hecho, va en el lado fuerte, pero se mueve con el lado débil. Usando el bastón en la mano opuesta a su debilidad se desplaza el peso del cuerpo hacia el lado más fuerte.

Así que, al caminar, hay que colocarlo cerca de 2 pulgadas en frente o al lado, no muy por delante. Hay que mover la pierna afectada y la caña juntas, de manera que cada lado comparta la carga.

Uso correcto en las escaleras

Para subir escaleras, avanzar con la pierna sana primero. Seguir con la pierna afectada y la caña de forma simultánea. Al descender, poner la pierna débil hacia adelante, y luego seguir con el bastón y la pierna sana.

Fisioterapia

Los fisioterapeutas pueden proporcionar ejercicios diseñados para preservar la movilidad, la fuerza y el uso de las articulaciones. También le pueden enseñar la mecánica corporal adecuada para pasar de una posición a otra y los movimientos apropiados durante la realización de las actividades del hogar, la postura correcta, como por ejemplo al estar sentado, para proteger la integridad de las articulaciones.

El fisioterapeuta adaptará un programa a sus necesidades específicas, cuando los problemas artríticos están muy extendidos o confinados a una articulación o parte del cuerpo.

Los objetivos del tratamiento son:

Prevenir la pérdida del uso de las articulaciones

Restaurar habilidades que se pueden haber perdido

Ayudar a adaptarse a los nuevos niveles de actividad

Mantener la condición física

Mantener la capacidad de participar en las actividades que se elija con ayuda mínima de otros.

El tratamiento debe iniciarse de forma precoz con el fin de reducir los síntomas dolorosos de la inflamación, prevenir las deformidades y la rigidez articular permanente y mantener la fuerza de los músculos que la rodean. Cuando se controlan mejor el dolor y la inflamación, los planes de tratamiento pueden incluir ejercicios para aumentar el rango de movimiento, y para mejorar la fuerza muscular y la resistencia.

Ejercicios de movimiento.

Los movimientos suaves de las articulaciones específicas a través de su rango normal de movimiento ayudarán a aliviar la rigidez, mejorar y mantener el movimiento articular, y aumentar la flexibilidad.

Ejercicios de fortalecimiento.

Los ejercicios de fortalecimiento se dirigen a preservar o aumentar la fuerza muscular. Los ejercicios isométricos contraen y fortalecen el músculo sin mover la articulación y son más útiles cuando las articulaciones son dolorosas. Los ejercicios isotónicos fortalecen el músculo, gracias al movimiento del peso.

Ejercicios en el agua.

El agua caliente ayuda a aliviar el dolor y relajar los músculos. La natación no es necesaria, pues los ejercicios en el agua se pueden realizar mientras se está en pie con el agua hasta la altura del hombro. El apoyo del agua disminuye el peso corporal aplicado a las articulaciones de la columna vertebral, las piernas y los pies. El afianzamiento hídrico de los brazos y las piernas también ayuda a que las articulaciones se muevan a través de ejercicios de movimiento con mayor facilidad.

Aplicación de compresas de hielo o compresas térmicas.

Se emplean para ayudar a aliviar el dolor de forma local. El calor puede ayudar a relajar los espasmos musculares y tomar un baño o una ducha caliente antes de hacer ejercicio puede ayudarle a ejercer con mayor facilidad.

Terapia física y cirugía.

Los programas preoperatorios de educación y ejercicio, se deben iniciar antes de la cirugía en el departamento de terapia ambulatoria, y continuarse en casa. Pueden ser cambiados en el hospital después de la cirugía para adaptarse a las nuevas necesidades en el período de rehabilitación. Estos ejercicios se pueden añadir al régimen habitual de ejercicio, y deberá ser mejorado después de la cirugía.

Técnicas de protección de conjunto.

Hay formas de reducir el estrés en las articulaciones afectadas por la artritis durante su participación en las actividades diarias. Algunas de estas formas incluyen:

Controlar el peso para evitar poner una tensión adicional en las articulaciones que soportan peso, como la espalda, las caderas, las rodillas y los pies.

Esté al tanto de la posición del cuerpo, utilizando una buena postura para proteger la espalda y las articulaciones de las piernas y los pies. Cambie de posición con frecuencia, ya que permanecer en una posición durante mucho tiempo tiende a aumentar la rigidez y el dolor.

Hay que conservar la energía al permitir períodos de descanso, tanto durante el día como durante una actividad.

Respeto el dolor.

Es una señal del cuerpo que le está diciendo que algo está mal. No se debe realizar una actividad que ponga presión sobre las articulaciones que ya están dolorosas o duras.

Algunas técnicas de protección incluyen:

Utilice la mecánica corporal adecuada para entrar y salir de un coche, levantarse de una silla o salir de la bañera, así como para levantar objetos.

Utilice sus articulaciones y músculos más fuertes para reducir el estrés en las articulaciones más pequeñas. Por ejemplo, llevar un bolso o un maletín con una correa para el hombro y no en la mano.

Distribuya la presión para minimizar el estrés en cualquier articulación. Levantar los platos con las dos palmas de las manos en lugar de con los dedos, y llevar cargas pesadas en los brazos en lugar de con las manos.

Si las manos se ven afectadas por la artritis, evite agarrar apretado, pellizcando, y girar.

Ejercicios

Comience a la baja, e ir despacio. Las personas con artritis pueden necesitar más tiempo para que el cuerpo se adapte a un nuevo nivel de actividad. Las personas inactivas deben comenzar con una pequeña cantidad de actividad.

Los ejercicios de equilibrio, incluyendo caminar hacia atrás, mantenerse en pie en un solo pie, y el taichí, son adecuados.

Modificar la actividad cuando los síntomas de la artritis aumenten, pero hay que tratar de mantenerse activo. Los síntomas de la artritis van y vienen y la mayoría de las personas dejan por completo la actividad cuando sus síntomas aumentan. Es mejor modificar primero la actividad mediante la disminución de la frecuencia, duración o intensidad, o cambiar el tipo de actividad para mantenerse tan activo como sea posible sin hacer que los síntomas empeoren.

Elegir qué tipo de actividades son las mejores para las personas con artritis.

Una regla general es elegir actividades que son fáciles para las articulaciones, como caminar, andar en bicicleta, aeróbic en el agua, o el baile.

Reconocer lugares seguros. La seguridad es importante para iniciar y mantener un plan de actividades. Para los adultos inactivos con artritis y los que no tienen confianza en la planificación de su actividad física, debe elegirse una clase de ejercicios diseñados sólo para las personas con artritis. Para aquellos que planean y dirigen su propia actividad, la búsqueda de lugares seguros para estar activos es importante. Por ejemplo, al caminar por el vecindario o en un parque local, asegúrese de que las aceras o vías estén niveladas y libres de obstrucciones, estén bien iluminadas, y separadas de la circulación densa.

Cuando el dolor aparece durante el ejercicio

Hay que modificar el programa de ejercicios mediante la reducción de la frecuencia (días por semana) o la duración (cantidad de tiempo de cada sesión) hasta que el dolor mejore.

Cambio del tipo de ejercicio para reducir el impacto en las articulaciones -por ejemplo, cambio de pie de aeróbic acuático.

Hacer calentamiento apropiado y enfriamiento antes y después del ejercicio.

Recomendaciones

El ejercicio a un ritmo cómodo. Debería ser capaz de mantener una conversación mientras se ejercita.

Caminar de forma regular puede ayudar si se tiene osteoartritis. Lo más importante es no desanimarse cuando el dolor le impide caminar a una distancia significativa. Camine tanto como sea capaz desde el primer momento. Luego, construir sobre eso su propio ritmo.

Si no puede convencer para salir a la calle a dar un paseo, considere caminar en interiores. Las cintas de correr son una opción, aunque nunca se pueden obtener los beneficios físicos de caminar.

Caminar sobre el agua

Se puede reducir el dolor de las articulaciones mediante la adopción de una rutina de caminar en la piscina. Como todos los ejercicios en el agua, el agua ayuda a mover las articulaciones. La flotabilidad del agua soporta el peso del cuerpo, lo que reduce el estrés en las articulaciones. El agua proporciona 12 veces la resistencia del aire, de manera cuando caminamos estamos fortalecimiento y construyendo el músculo.

Se puede caminar tanto en la parte menos profunda de la piscina o la parte más profunda, utilizando un cinturón de flotación. Cuanto más profunda es el agua, más extenuante es el entrenamiento. Si le gusta la natación y caminar, puede seguir durante los meses más fríos -simplemente cambiar a una piscina cubierta climatizada.

Lo que necesita: Para caminar en aguas profundas, un cinturón de flotación le mantendrá en posición vertical y flotando a la altura del hombro.

Se puede caminar a través del agua de la misma manera que lo haríamos en el suelo. Trate de caminar hacia atrás y hacia los lados para tonificar otros músculos.

Inténtelo: Póngase de pie, con los hombros hacia atrás, el pecho levantado y los brazos flexionados ligeramente a los lados. Lentamente dé zancadas hacia adelante, colocando su pie en el fondo de la piscina (en lugar de sólo sus puntas), apoye el talón primero, luego la bola del pie. Evite forzar la espalda, manteniendo el núcleo músculos (estómago y espalda) dedicado a caminar.

Añadir intensidad: Levantar las rodillas más alto ayuda a aumentar el entrenamiento.

No se olvide de beber agua: En el ejercicio en una piscina durante los meses de calor, también hay que beber agua -incluso aunque se sienta fresco en la piscina.

Modalidades térmicas.

La aplicación de compresas de hielo o compresas térmicas puede ayudar a aliviar el dolor de forma local. El calor puede ayudar a relajar los espasmos musculares y tomar un baño o una ducha caliente antes de hacer ejercicio puede ayudarle a ejercer con mayor facilidad.

Esté al tanto de la posición del cuerpo, utilizando una buena postura para proteger la espalda y las articulaciones de las piernas y los pies. Cambie de posición con frecuencia, ya que permanecer en una posición durante mucho tiempo tiende a aumentar la rigidez y el dolor.

Conservar la energía permitiendo períodos de descanso, tanto durante el día como durante una actividad.

Maneras de ayudar a relajarse

La meditación es buena para relajar la mente y dejar de pensar en el dolor de artritis, pero no existe una fórmula mágica para meditar. A diferencia de correr una carrera, no hay línea de llegada o récord mundial que romper. Conseguir una buena relajación requiere una inversión de tiempo y paciencia.

Pruebe estas cuatro técnicas de meditación para comenzar:

Sea breve:

Puede que no tenga una hora al día para meditar, pero debe realizar descansos de meditación durante todo el día.

Sea consistente:

Meditar es muy parecido a hacer ejercicio en el gimnasio: Usted tendrá que seguir haciéndolo para obtener resultados. El objetivo es establecer un horario que se pueda mantener a largo plazo.

Pruebe con la meditación activa:

La meditación no tiene que ser realizada en un cuarto oscuro, ni es necesario estar sentado en posición de loto. Se puede meditar en la ducha, de pie en la cola del supermercado o incluso lavando los platos.

Para empezar una meditación activa, realizar respiraciones lentas y profundas y sintonizar los alrededores -sentir el calor del agua de fregar que cubre las manos, mirar las burbujas que llenan el fregadero, oler el aroma de limón fresco del detergente para lavar platos y escuchar el sonido de los platos cuando chocan- y continuar con la atención plena en toda la meditación.

Ajuste su enfoque:

Con el fin de recibir los beneficios de la meditación, es importante seguir una sencilla guía para hacer las cosas bien: Enfoque su atención. Estar meditando no es sólo una serie de pensamientos cuando está controlando su atención en algo específico -llama de una vela, un mantra simple- ni una lista de tareas pendientes.

Terapia de masaje:

Los terapeutas del masaje utilizan principalmente las manos y los dedos para manipular los músculos del paciente y los tejidos blandos. La cantidad de presión utilizada y la dirección de movimiento son variables.

El objetivo de la terapia de masaje es relajar los músculos y los tejidos blandos, aumentar la sangre y el oxígeno suministrado a la zona de masajes, calentar el área afectada, y ayudar a aliviar el dolor.

La terapia de masaje puede ayudar a promover la relajación, y la reducción del estrés.

Dependiendo de la localización de los músculos en los masajes, puede sentarse en una silla para un masaje o se le puede pedir que se acueste en una mesa acolchada. Típicamente, se utilizan aceites o polvo fino para permitir que las manos de los terapeutas se deslicen sobre su piel.

Debido a la popularidad de la terapia de masaje, es imprescindible que encuentre un buen profesional.

Calor y frío

El calor y el frío pueden tanto ser utilizados para ayudar a reducir el dolor como la inflamación de la artritis. La terapia de calor puede aumenta el flujo sanguíneo, la tolerancia para el dolor y la flexibilidad. Se puede aplicar con cera de parafina, microondas, ultrasonido o calor húmedo. Aunque lo mejor es que sea un fisioterapeuta quien aplique algunas de estas terapias, como la terapia de microondas o ultrasonido, los pacientes pueden aplicar calor húmedo a sí mismos. Algunas formas de aplicar calor húmedo incluyen la colocación de toallas calientes o bolsas de agua caliente en la articulación inflamada o tomar un baño o una ducha caliente.

La terapia con frío puede aliviar la inflamación y se aplica mediante compresas frías, masaje con hielo, inmersión en agua fría, aerosoles y pomadas que refrescan la piel y las articulaciones.

CAPÍTULO 3

Espondilitis anquilosante

Inflamación de la columna vertebral

Se trata de una enfermedad a largo plazo que afecta a los huesos, los músculos y los ligamentos de la columna vertebral. También es conocida como espondilitis, espondiloartropatía o espondiloartritis. El término anquilosis significa "fusión", que puede ser fibrosa, u ósea.

La espondilitis anquilosante o EA, puede involucrar a varias articulaciones y conducir a dolor crónico severo y malestar. En los casos más avanzados (pero no en todos), esta inflamación puede llevar a la formación de nuevo hueso en la columna vertebral, causando que se fusionen en una posición inmóvil – fija-, ocasionando la creación de una postura encorvada hacia adelante. Esta curvatura hacia delante de la columna vertebral se llama cifosis.

La enfermedad también puede causar inflamación, dolor y rigidez de otras áreas del cuerpo, como los hombros, las caderas, las costillas, los talones y las pequeñas articulaciones de las manos y los pies. A veces los ojos pueden participar (ocasionando iritis o uveítis), y rara vez, los pulmones y el corazón pueden ser afectados.

La característica más distintiva de la espondilitis anquilosante es la participación de la articulación sacroilíaca (SI), las articulaciones en la base de la columna vertebral, donde la columna se une a la pelvis, que ocasiona la progresión de la enfermedad,

Aunque la espondilitis anquilosante y las enfermedades relacionadas, afectan preferentemente a la columna vertebral, no sigue el mismo curso en todos los afectados, incluso entre los miembros de la familia. Aún así, hay algunas complicaciones o síntomas que son más comunes que otros: por ejemplo, inflamación de los ojos, o iritis, siendo raros los síntomas neurológicos, y la participación de los hombros parece tener algún punto intermedio. El dolor crónico a menudo causado por la inflamación puede variar de persona a persona y va desde leve a muy grave.

Causas

Las causas de la espondilitis anquilosante se desconocen, aunque sabemos que la genética juega un papel clave. La mayoría de los individuos tienen un gen que produce un "marcador genético" -en este caso, una proteína- llamada HLA-B27. Este marcador se encuentra en más del 95% de las personas en la población caucásica con AS, siendo la asociación entre la espondilitis anquilosante y el HLA-B27 muy variable entre los grupos étnicos y raciales. Es importante señalar, sin embargo, que no tiene que ser HLA-B27 positivo al tener AS. Además, la mayoría de las personas con este marcador nunca contraen la espondilitis anquilosante.

Los científicos sospechan que otros genes, junto con un factor ambiental desencadenante, como una infección bacteriana, se necesitan para desencadenar AS en personas susceptibles. El HLA-B27, probablemente representa alrededor del 40% del riesgo total, pero luego hay otros genes que trabajan en concierto con B27. Hay probablemente cinco o seis genes implicados en la susceptibilidad hacia la AS. Se cree que tal vez se inicia cuando las defensas de los intestinos empiezan a fallar y las bacterias de los intestinos pasan al torrente sanguíneo directamente.

Zonas afectadas

Caderas y hombros

Las caderas y los hombros se ven afectados en aproximadamente un tercio de las personas con espondilitis anquilosante. La afectación de la cadera se da gradualmente, y aunque el dolor a menudo se siente en el área de la ingle, a veces se puede sentir en otras áreas del cuerpo, como las rodillas o la parte frontal del muslo. Cuando esto ocurre se llama "dolor referido", y puede ser muy engañoso para el médico y la persona afectada. Suele ser más común en personas más jóvenes cuando los síntomas comienzan primero. A menudo conlleva un pronóstico más grave y en general, la participación de hombro es leve.

Pecho

Los adultos con espondilitis a menudo tienen dolor en el pecho que imita el dolor intenso de la angina cardiaca o pleuresía (dolor en la respiración profunda que se produce cuando el revestimiento externo de los pulmones se inflama).Cualquier persona que experimente síntomas deben buscar atención médica para descartar una afección más grave. Lo que sucede a menudo, con el tiempo, es que las articulaciones entre las costillas y la columna vertebral, y donde las costillas se unen al esternón por delante del pecho, desarrollan una disminución de la expansión torácica debido a la inflamación y la cicatrización de los tejidos a largo plazo. Si el dolor se encuentra relacionado con la espondilitis y se encuentra incapaz de practicar los ejercicios de respiración profunda, que ayudan a mantener la expansión del tórax, hay cosas que se pueden hacer:

Utilizar compresas de hielo en las zonas afectadas por períodos cortos.

Hacer un masaje suave en el cuello y el área del hombro.

Hacer ejercicios de respiración profunda después de una ducha caliente o un baño caliente.

Una vez que su médico ha descartado problemas más graves, puede ser útil hacer una o dos sesiones con un fisioterapeuta o terapeuta respiratorio que enseñe cómo aprovechar al máximo la entrada de aire mediante el aprendizaje de una técnica llamada "respiración diafragmática."

Mandíbula

Alrededor de un diez por ciento de las personas con espondilitis experimenta inflamación de la mandíbula. Esto puede ser particularmente debilitante, pues causa dificultad para abrir completamente la boca para comer.

Iritis o uveítis anterior (inflamación de los ojos)

Alrededor de un tercio a un 40% de las personas con espondilitis experimentará inflamación de los ojos por lo menos una vez. La iritis es una complicación grave que requiere atención médica inmediata por parte de un oftalmólogo.

Los síntomas a menudo se producen en ambos ojos a la vez, y pueden incluir enrojecimiento, dolor, sensibilidad a la luz y la visión sesgada. Un oftalmólogo (u optometrista) pueden utilizar un microscopio especial con lámpara de hendidura para distinguir iritis de otras causas de enrojecimiento o irritación del ojo.

Tratamiento - Normalmente la iritis se trata con gotas oftálmicas de cortisona.

Complicaciones

Aunque la espondilitis anquilosante (AS) y las enfermedades relacionadas (SPA), son enfermedades que afectan principalmente a la columna vertebral, otras partes del cuerpo también pueden estar implicadas.

Síntomas comunes

Por ejemplo, la inflamación de los ojos, o iritis, es muy común, mientras que los síntomas neurológicos son muy raros, y la participación de los hombros parece en algún punto intermedio. El dolor crónico a menudo causado por la inflamación puede variar de persona a persona y va desde leve a muy grave.

Entesitis

La inflamación de las entesis, donde las cápsulas articulares, los ligamentos o tendones se unen al hueso, es un sello distintivo de la espondilitis anquilosante. Esto se puede sentir en múltiples áreas del cuerpo donde el médico puede determinar si hay dolor y contracción. Los sitios se refieren a veces como "puntos calientes" y conducir a la hinchazón y sensibilidad a lo largo de la espalda, los huesos pélvicos, las articulaciones sacroilíacas, el pecho, y el talón. El talón puede ser afectado de manera significativa, en cuyo caso el dolor y la sensibilidad pueden tener un serio impacto en la movilidad de las personas. Las dos zonas del pie que pueden verse afectadas son el tendón de Aquiles en la parte posterior del talón y la fascia plantar en la base del talón.

Durante el proceso de cicatrización y reparación después de la inflamación, esto eventualmente puede conducir a la cicatrización de los tejidos, y posteriormente a la formación de hueso adicional. Así, en una persona con una enfermedad muy grave, el proceso de la inflamación puede conducir, durante muchos años, a una fusión ósea de los ligamentos en la columna vertebral y algunas veces en otras articulaciones, que se llama anquilosis. Esto puede causar un aumento del riesgo de fractura vertebral debido a la gama limitada de movimiento y el hecho de que el hueso formado durante la fusión es inherentemente débil. Afortunadamente, no todo el mundo va a pasar a esta etapa de la espondilitis.

La fusión de la columna vertebral a veces puede dar lugar a una curvatura hacia delante, cifosis, provocando una postura encorvada. Aunque esto puede suceder en los casos más graves de AS, ahora es mucho menos común. Es importante prestar especial atención a su postura con el fin de evitar la cifosis.

CAPÍTULO 4

Espondilitis cervical

También conocida como artrosis cervical, afecta a las articulaciones y los huesos en el cuello.

La parte posterior del cuello incluye la columna cervical y los músculos y ligamentos que rodean y apoyan. La columna cervical está formada por siete huesos llamados vértebras, siendo las dos primeras un poco diferentes al resto, ya que permiten que se incline la cabeza de lado a lado. Las cinco vértebras cervicales inferiores son más o menos de forma cilíndrica con protuberancias óseas.

Los lados de las vértebras están unidos por articulaciones facetarias pequeñas y entre cada una de las vértebras hay un "disco" compuesto de una capa externa fibrosa dura y una parte interior más suave similar a un gel. Estos discos actúan como "amortiguadores" y permiten que la columna sea flexible.

Fuertes ligamentos se unen a las vértebras adyacentes para dar apoyo y fuerza extra. Varios músculos unidos a la columna vertebral permiten a la columna vertebral que se doble y se mueva de varias maneras.

La médula espinal, que contiene el tejido nervioso que lleva los mensajes hasta el cerebro, está protegida por la columna vertebral. Los nervios de la médula espinal salen de entre las vértebras en el cuello para recibir y enviar los mensajes del cuello y los brazos. La arteria vertebral también se ejecuta junto a las vértebras para llevar la sangre a la parte trasera (posterior) del cerebro.

Causas

Hasta cierto punto, todos desarrollamos algún grado de degeneración de las vértebras y los discos a medida que aumenta la edad y tiende a comenzar en algún momento después de los 30.

Una característica de la degeneración es que los bordes de las vértebras a menudo desarrollan pequeñas áreas ásperas de hueso denominados osteofitos. Además, durante muchos años, los discos se vuelven más delgados. Esta degeneración es un proceso normal de envejecimiento y en muchas personas, la degeneración no causa ningún síntoma.

Las radiografías de rutina del cuello mostrarán estas características (osteofitos y adelgazamiento de disco) en muchas personas que no tienen ningún síntoma. Sin embargo, en algunas personas, los músculos cercanos, ligamentos o nervios pueden irritarse o presionar ocasionando cambios degenerativos.

Síntomas

Se trata de un desgaste de las vértebras y los discos en el cuello. Es una parte normal del envejecimiento y no causa síntomas en muchas personas, sin embargo, a veces es una causa de dolor en el cuello. Los síntomas tienden a aparecer y desaparecer.

Los síntomas pueden incluir:

Dolor en el cuello

Puede extenderse a los hombros y la base del cráneo y movimiento del cuello puede hacer que el dolor empeore y que se extienda por un brazo a una mano o los dedos. Esto es causado por la irritación de un nervio que va desde el brazo de la médula espinal al cuello.

El dolor tiende a aparecer y desaparecer con los brotes de vez en cuando, así que se puede tener un brote de dolor después del uso acostumbrado del cuello, o sufrir un esguince de un músculo del cuello o ligamento. Sin embargo, un ataque de asma a menudo se desarrolla sin ninguna razón aparente. Algunas personas desarrollan un persistente dolor crónico y rigidez del cuello, sobre todo después de una noche de descanso.

Dolor de cabeza

Los dolores de cabeza a menudo comienzan en la parte posterior de la cabeza, justo por encima del cuello y viajan hasta la parte superior de la frente.

Otras zonas

Se puede desarrollar una sensación de "alfileres y agujas", en parte de un brazo o la mano. Este síntoma es causado por la irritación de un nervio espinal o por presión ósea que daría lugar a una radiculopatía cervical.

En ocasiones se produce la torpeza de un lado, trastornos al caminar, o problemas con la función de la vejiga a causa de la presión de un hueso desgastado, vértebras o daños de disco de la médula espinal o mielopatía cervical.

Tratamiento

Los tratamientos incluyen mantener el cuello en movimiento, ejercicios de cuello y analgésicos. En casos severos, la degeneración puede causar irritación o presión sobre las raíces nerviosas de la columna o la médula espinal que afectarán al brazo o la pierna y puede ser necesaria la cirugía.

Ejercicios

Hay que tratar de mantener el cuello en movimiento lo más normalmente posible. Durante los brotes, el dolor puede ser bastante intenso, y puede que tenga que descansar un día o dos, sin embargo, hay que reanudar cuanto antes el movimiento normal pues de no hacerse el cuello se volverá rígido. Poco a poco hay que tratar de aumentar la gama de los movimientos del cuello y cada pocas horas hay que moverlo suavemente en cada dirección, varias veces al día. Hay que continuar en lo posible con las actividades normales, pues no se va a causar daño al cuello moviéndolo.

Medicamentos

Los analgésicos son a menudo útiles y el paracetamol puede ser suficiente en dosis de dos tabletas de 500 mg cuatro veces al día.

Algunas personas encuentran que los antiinflamatorios no esteroideos funcionan mejor que el paracetamol y se pueden utilizar solos o en combinación con paracetamol. Entre ellos se incluyen el ibuprofeno que se puede comprar en las farmacias o conseguir con receta médica, así como el diclofenaco o naproxeno que necesitan una receta médica. Algunas personas con úlceras de estómago, asma, presión arterial alta, insuficiencia renal o insuficiencia cardiaca no deberían tomarlos.

Un <u>analgésico más fuerte</u>, como <u>la codeína</u>, es una opción si los antiinflamatorios no se adaptan o no funcionan bien. La codeína es uno de ellos y como efecto secundario produce estreñimiento. Para evitarlo, hay que beber mucha agua y comer alimentos ricos en fibra.

A dosis bajas los <u>antidepresivos tricíclicos</u>, como <u>la amitriptilina</u> , se utiliza a veces para el dolor persistente o crónico del cuello. La dosis de amitriptilina utilizada para el dolor es 10-30 mg por la noche.

Fisioterapia

Si los síntomas no mejoran durante una semana o así, entonces será conveniente acudir a un fisioterapeuta para ayudar a aliviar el dolor y para el asesoramiento sobre ejercicios específicos del cuello.

Varios tratamientos pueden recomendarse por un fisioterapeuta y se incluyen la tracción, el calor, el frío, la manipulación, etc. También le aconsejará los ejercicios para hacer en casa. Una situación común es que un médico aconseje analgésicos y ejercicios suaves del cuello.

Otros tratamientos

Una buena postura puede ayudar. Compruebe que la posición sentada en el trabajo o en el ordenador no es mala (es decir, no con la cabeza flexionada hacia delante con una espalda encorvada). Póngase derecho. El yoga, pilates, y la técnica Alexander, sirven para mejorar la postura del cuello. Un apoyo en la almohada parece ayudar a algunas personas cuando duermen, y trate de no usar más de una almohada.

Si el dolor empeora o es grave

Si se desarrollan otros síntomas, como la pérdida de sensación (adormecimiento), debilidad o pinchazos persistentes en una parte de un brazo o de la mano, hay que acudir al médico. Lo mismo si se desarrolla algún problema para caminar o para orinar. Estos síntomas pueden ser indicio de mielopatía cervical, una complicación de la espondilosis cervical.

Si siente mareo o desmayos al girar la cabeza o doblar el cuello, puede que la arteria vertebral que suministra el cerebro está siendo cortada por los cambios degenerativos de la columna vertebral.

El dolor de cuello crónico también se asocia a veces con ansiedad y depresión que pueden necesitar tratamiento.

CAPÍTULO 5

Radiculopatía cervical

Esto ocurre cuando se presiona la raíz de un nervio que sale de la médula espinal a la región del cuello, y aunque hay otras causas de radiculopatía, la espondilosis cervical es una causa común.

Los cambios degenerativos en las articulaciones alrededor de las vértebras y la formación de osteofitos, producen zonas de estrechamiento que puede cortar la raíz del nervio. Otra causa es una hernia discal, aunque en ocasiones el disco no está afectado. Lo que sucede es que parte de la zona más suave interior del disco sobresale (prolapso) a través de una debilidad en la parte externa más dura del disco. Esto ejerce presión sobre el nervio a su paso entre la vértebra.

Síntomas

Además de dolor de cuello, los síntomas de radiculopatía incluyen la pérdida de la sensación (adormecimiento), hormigueo, dolor y debilidad en partes de un brazo o una mano suministrada por el nervio. Otros síntomas podrían ser en lugar del cuello, sensaciones s punzantes hacia abajo en el brazo. Los síntomas son generalmente peores en un brazo, pero puede afectar a ambos y el dolor puede ser lo suficientemente grave como para interferir con el sueño. Las vértebras cervicales inferiores están siempre afectadas. Sin embargo, si las vértebras superiores están implicadas, el dolor y el entumecimiento se producen en la parte trasera y el lado de la cabeza.

El médico puede sospechar de una radiculopatía si se tienen los síntomas típicos y un examen puede mostrar cambios en la sensación, el poder y los reflejos tendinosos a las áreas del brazo suministrados por el nervio afectado. También es posible que se pidan otras pruebas complementarias, que pueden incluir una resonancia magnética que demuestre que las raíces nerviosas están siendo presionadas.

Tratamiento

El tratamiento dependerá de la severidad de la presión y el daño, y en muchos casos los síntomas permanecen con el tiempo. Unas sesiones de fisioterapia o un collar cervical utilizado durante un período, pueden ayudar. Sin embargo, en algunas situaciones, se puede recomendar cirugía que tiene como objetivo aliviar la presión sobre el nervio. Dependiendo de la causa, esto puede implicar cirugía para el disco o a la propia vértebra.

CAPÍTULO 6

Circunstancias especiales

Intimidad y Artritis

La artritis puede tener un gran impacto en las actividades diarias que muchas personas dan por sentado. Entre las más importantes de estas actividades, sin embargo, tal vez la que menos se habla, son el sexo y la intimidad.

Es importante entender que la artritis no causa una pérdida de deseo sexual y que el sexo en sí no va a empeorar su artritis. Sin embargo, las dificultades físicas y emocionales que se derivan de la artritis pueden crear barreras que atentan contra las necesidades sexuales, la capacidad y la satisfacción.

Hay varias maneras de superar las complicaciones físicas y emocionales, pero el elemento común a cada solución es la comunicación abierta entre usted y su pareja.

El embarazo y la Artritis

La mayoría de las personas con artritis pueden concebir con éxito y tener hijos sanos. Muchas formas de artritis son hereditarias, pero el riesgo es relativamente pequeño.

Si está planeando tener un bebé, es importante que discuta sus opciones de medicamentos con su médico, ya que podría ser necesario detener brevemente algunos de sus medicamentos para asegurar un embarazo exitoso.

Mielopatía cervical

Esto ocurre cuando hay presión o daño a la médula espinal. Una vez más, la espondilosis cervical es una causa común de esta enfermedad, con cambios degenerativos de la vértebra que pueden estrechar el canal a través del cual pasa la médula espinal. Un prolapso de un disco cervical también puede causar mielopatía si se desarrolla en el canal central de la vértebra. Esto puede ocurrir de repente o desarrollarse en un período de tiempo.

Hay varias otras causas raras de la mielopatía cervical, como por ejemplo, un tumor o infección que afecta a esta parte de la médula espinal.

Como la médula espinal se compone de grupos de fibras nerviosas que transportan los mensajes desde el cerebro hasta el resto del cuerpo, la presión sobre estos nervios en la región del cuello puede producir síntomas en varias partes del cuerpo.

Síntomas:

Por ejemplo, las piernas pueden sentirse rígidas y torpes.

Hay cambios en la sensación de las manos y en ocasiones puede ser difícil de sentir y reconocer los objetos de la forma habitual y puede tener una tendencia a dejar caer las cosas.

Problemas con la vejiga. Por ejemplo, puede experimentarse problemas con el vaciado de la vejiga o incontinencia.

Pruebas:

Quizá se necesite una resonancia magnética. Se trata de un examen imagenológico que utiliza imanes y ondas de radio potentes para crear imágenes del cuerpo. Las imágenes por resonancia magnética solas se denominan cortes y se pueden almacenar en un ordenador o imprimir en una película. Un examen produce docenas o algunas veces cientos de imágenes.

Entesitis

La inflamación de las entesis, donde las cápsulas articulares, los ligamentos o tendones se unen al hueso, es un sello distintivo de la espondilitis anquilosante. Esto se puede sentir en múltiples áreas del cuerpo donde el médico puede determinar si hay dolor y rigidez. Los sitios se perciben a veces como "puntos calientes" y pueden conducir a la hinchazón y sensibilidad a lo largo de la espalda, los huesos pélvicos, las articulaciones sacroilíacas, el pecho, y el talón. El talón puede ser afectado de manera significativa, en cuyo caso el dolor y la sensibilidad pueden tener un serio impacto en la movilidad de las personas. Las dos zonas del pie que pueden verse afectadas son el tendón de Aquiles en la parte posterior del talón y la fascia plantar en la base del talón.

Evolución

En el proceso de cicatrización y reparación después de la inflamación de las entesis que eventualmente puede conducir a la cicatrización de los tejidos, posteriormente puede conducir a la formación de hueso adicional. Así, en una persona con una enfermedad muy grave, el proceso de la inflamación puede llevar, durante muchos años, a una fusión ósea de los ligamentos en la columna vertebral y algunas veces en otras articulaciones, lo que denominamos como anquilosis. Esto puede causar un aumento del riesgo de fractura vertebral debido a la gama limitada de movimiento y el hecho de que el hueso formado durante la fusión es inherentemente débil.

La fusión de la columna vertebral a veces puede dar lugar a una curvatura hacia delante de la columna vertebral, cifosis, provocando una postura encorvada hacia delante. Aunque esto puede suceder en los casos más graves, ahora es mucho menos común gracias a los avances en el tratamiento.

Es importante llevar el tratamiento adecuado y realizar un programa de ejercicio diario, que con el tiempo, le hará sentirse mejor. También es importante prestar especial atención a la postura con el fin de evitar la cifosis. Con el advenimiento de las nuevas clases de medicamentos, específicamente los productos biológicos (agentes de factor de necrosis alfa anti-tumorales) existen razones para creer que el curso natural de la espondilitis puede ser más lento o se detenerse.

Complicaciones anexas

Las complicaciones son infrecuentes en la enfermedad de larga duración, aunque algunas personas pueden llegar a desarrollar graves complicaciones. Esta es una de las razones por las que es importante para todas las personas afectadas ser revisadas por el médico, al menos, una vez al año. De esta manera, cualquier complicación potencialmente amenazante puede ser detectada a tiempo y se tratada antes de que ocurra un daño permanente.

Inflamación

Cuando la inflamación está presente, el cuerpo debe utilizar la energía para tratar la enfermedad. La liberación de citoquinas (proteínas liberadas por las células que tienen un efecto específico sobre las interacciones entre las células) y que incluyen las interleucinas, linfocinas y moléculas de señal celular, tales como el factor de necrosis tumoral y los interferones, desencadenan la inflamación y responden a las infecciones.

Fatiga y anemia

La fatiga ha sido reconocida como una de las principales quejas entre los pacientes con enfermedades reumáticas inflamatorias. Puede ser causada por muchas cosas relacionadas, como la pérdida de sueño a causa de molestias físicas, aunque también puede ser un subproducto de la enfermedad en sí.

Durante el proceso de la inflamación puede producirse la sensación de fatiga, así como anemia de leve a moderada. La anemia también puede contribuir a una sensación de cansancio. El tratamiento de la inflamación puede ayudar en la disminución de la fatiga y la anemia.

Consejo: La fatiga puede ser una gran parte del dolor. Además de hablar con el médico, hay que preguntar al fisioterapeuta para aprender cómo moverse con eficacia para que se pueda minimizar la fatiga y la frustración.

He aquí algunas de las formas de manifestación de la fatiga:

Algunos días se siente con ganas de tumbarse en el sofá, aunque ninguno de los miembros de su familia se dará cuenta y esperan que haga algo productivo.

Se siente como si llevara una chaqueta que contiene 40 pesos de dos kilos en cada bolsillo, mientras avanza penosamente a través de un tanque de melaza con ventosas pegadas a la parte inferior de sus zapatos.

Ninguna cantidad de sueño reduce el cansancio que siente y parece que está caminando todo el día con uno de esos delantales de plomo que se utilizan en la oficina del dentista para la protección de rayos x. Se siente como cuando experimentó un caso intenso de gripe.

Cuando se acuesta en la cama no cambia de posición porque me le duele mucho. Además, cuando se despierta por la mañana, sentirá que no ha dormido lo suficiente y que ni siquiera ha estado en cama. Es una sensación tan abrumadora de agotamiento en brazos y piernas que las siente como si fueran de plomo.

Complicaciones neurológicas

En raras ocasiones, las personas con avanzada enfermedad (a muy largo plazo) pueden tener problemas derivados de la cicatrización del manojo de nervios en la base de la columna vertebral. Esta condición puede tener un impacto significativo en la calidad de vida de una persona, y puede provocar retención urinaria y / o incontinencia, pérdida del control intestinal, disfunción sexual y problemas que causan dolor y debilidad en las piernas

Riñones - Amiloidosis

Algunas personas desarrollan problemas con los riñones debido a un tratamiento prolongado con antiinflamatorios no esteroides u otros medicamentos.

Corazón

Un pequeño número de personas mostrará signos de inflamación crónica en la base del corazón -alrededor de la válvula aórtica y el origen de la aorta-. Los años de la inflamación crónica y silenciosa en estos sitios con el tiempo pueden conducir a un bloqueo cardíaco y fuga de la válvula, que a veces requiere tratamiento quirúrgico. Aunque reconocido, estas lesiones cardiacas probablemente se observan en menos del dos por ciento de todos los pacientes, y casi siempre en los hombres. Las lesiones son fácilmente detectables por el examen del médico y cuando sea necesario, con pruebas cardiacas.

Pulmones

El mal movimiento de la pared torácica puede ocasionar disminución de la capacidad vital y algunos pacientes desarrollar cicatrices o fibrosis en la parte superior de los pulmones, afección que solamente se detecta mediante radiografía de tórax. A veces las personas tienen insuficiencia pulmonar funcional, lo que significa que puede llevar más tiempo curarse de los resfriados y otras infecciones de las vías respiratorias superiores. Fumar está absolutamente contraindicado.

Depresión asociada

Síntomas de la depresión:

Pérdida de interés en los amigos o las actividades, aislamiento o retirada.

Sensación de cansancio o fatiga, dificultad o cambios en los patrones de sueño.

Aumento o disminución del apetito, pérdida de peso involuntaria o ganancia.

Pérdida de interés en el cuidado personal o apariencia.

Sentimiento general de infelicidad, llorando.

Pérdida de interés en el sexo, la intimidad.

Pensamientos suicidas.

Accidentes frecuentes.

Baja imagen de sí mismo, pérdida de la autoestima.

Discusiones frecuentes o pérdida del temperamento.

Sensación de cansancio o fatiga.

Sensación de confusión, falta de concentración.

Cómo lidiar con la depresión:

Planear con anticipación cada evento especial.

Hacer algo de ejercicio, como caminar o estiramientos.

Hacer algo bueno por nosotros.

Hacer algo bueno por otra persona.

Conexión con otras personas.

Disfrutar de la vida debe ser una prioridad.

Cuando dejamos de participar en actividades placenteras, nuestro estado de ánimo empeora y nuestro dolor se siente más intenso. Cuando todo esto suceda, se hace cada vez más difícil motivarse. Agregar un poco de diversión a su vida es absolutamente esencial y debe hacerse una prioridad. Este le ayudará a mejorar su estado de ánimo, sus relaciones, y su nivel de energía. Encuentre una actividad que se pueda añadir semanalmente y una actividad que pueda añadir a cada día. Estas pueden ser pequeñas cosas que no requieren mucho tiempo. Una vez que se convierten en rutina, comenzará a sentirse mejor y tendrá que añadir más

Pruebas diagnósticas

Ecografía articular:

Se emplea fundamentalmente en la patología de partes blandas y en los problemas articulares para el diagnóstico del quiste de Baker y para el estudio del cartílago articular, así como para la detección de algún derrame articular sobre todo en las articulaciones grandes y relativamente profundas, como el hombro, cadera y a veces la rodilla, aunque también puede utilizarse en las articulaciones pequeñas distales. También útil para detectar cuerpos libres intraarticulares.

TAC:

Se valora la estructura ósea y en las articulaciones complejas, como cadera, sacroilíacas, glenohumeral, esternoclavicular y columna, entre otras, así como lesiones en partes blandas en unión a la RMN. Hay que localizar previamente la lesión y utiliza radiación ionizante.

RMN:

No hay radiaciones ionizantes y permite la perfecta visualización de los tejidos blandos y alta sensibilidad para detectar alteraciones de la médula ósea y el estudio de áreas extensas mejor que el TAC. No es eficaz en el estudio de estructuras con aire, hueso y calcio.

Gammagrafía ósea y articular:

Se representan las estructuras anatómicas, con imágenes funcionales y metabólicas. Se basa en la inyección de un radiofármaco (compuestos fosforados marcados con Tc-99) que se incorpora al metabolismo óseo generalmente. Es útil en procesos leves como la artrosis o fracturas osteoporósicas, moderado en Paget o tumores óseos benignos y en afecciones como la espondilodiscitis y metástasis óseas, y negativa en procesos como el mieloma.

No distingue entre inflamación, tumor o necrosis.

La gammagrafía con Ga-67 localiza aquellos sitios en los que existe inflamación o neoplasia.

Artrocentesis:

Se obtiene líquido sinovial de todas las articulaciones diartrodiales siempre que exista una acumulación de líquido en su interior. La complicación más temible es la infección, por lo que debe hacerse con técnica adecuada de asepsia y aunque la técnica no es curativa, puede complementar el tratamiento en la artritis séptica y para disminuir la presión intrarticular y mejorar el dolor. Puede complementarse con la infiltración articular.

Análisis del LS:

Aspecto macroscópico (color, turbidez y viscosidad) - Normal: Color amarillo pálido, turbidez transparente, viscosidad alta por alta concentración de hialuronidato.

Recuento de leucocitos y fórmula. Normal: Células <200/mm3, %PMN <25%.

Bioquímica (glucosa, proteínas) menos importante. Normal: Glucosa 100%, proteínas (trasudado <2 g/dl).

Tinción de Gram y cultivo.

Cristales (microscopio de luz polarizada). Normal: Sin cristales con microscopio de luz polarizada.

Artroscopia:

Permite la visualización e instrumentación articular sin necesidad de apertura quirúrgica. No precisa anestesia general y permite la toma de biopsia dirigida (para lo que es especialmente útil). Se hace fundamentalmente en la rodilla.

Biopsia sinovial:

Esta biopsia quirúrgica, dirigida por artroscopia, por TAC o por punción con aguja, está indicada en pacientes con artritis inflamatoria no traumática y crónica (>6-8 sem), limitada a una o dos articulaciones.

Capilaroscopia

Permite ver la microcirculación superficial en el borde periungueal de manos y pies. Su indicación principal es en el fenómeno de Raynaud, en el que se pueden detectar alteraciones de los capilares incluso cuando precede como única manifestación clínica a la aparición de esclerodermia.

CAPÍTULO 7

Tratamiento del Dolor

Hay que llevar preparadas las siguientes cuestiones antes de acudir al especialista en dolor.

¿A qué hora del día le duele su articulación?

¿En qué circunstancias comienza el dolor?

Si es posible, describir cómo siente el dolor durante cada episodio.

Describir en qué parte o alrededor de la articulación parece existir el mayor daño en cada momento.

Realizar un seguimiento de la duración de las molestias.

Lo que se hace para mitigarlo, y cómo son de efectivos esos tratamientos.

Cómo es de grave el dolor.

Algo a tener en cuenta de la gravedad del dolor: los médicos y otros profesionales a menudo usan una escala de 10 puntos cuando cuestionan a un paciente, siendo el dolor peor cuanto más alto esté en la escala.

Otras cosas que hay que preparar con anticipación son copias de los exámenes médicos anteriores, una lista de los medicamentos que se están tomando, los nombres de otros profesionales médicos que está viendo. Otra cosa es considerar llevar a un amigo o familiar de confianza a la visita. Más allá del valor emocional de tener un ser querido, esta persona también puede recordarle los puntos importantes o hacer preguntas que puede haber olvidado.

Dolor crónico

El dolor es uno de los principales síntomas de una variedad de enfermedades, tales como la artritis. Puede aumentar durante un brote y luego desaparecer en otras ocasiones, pero para la mayoría de las personas con dolor crónico, nunca desaparece por completo.

Las señales de dolor normalmente se envían desde las terminaciones nerviosas en las articulaciones, los músculos y otros tejidos a través de la médula espinal hasta el cerebro. El cerebro es el órgano que realmente percibe el dolor y su respuesta puede estar influenciada por muchos factores, como los episodios dolorosos anteriores y el estado emocional. El cerebro también puede enviar señales al cuerpo que cambien la forma de experimentar el dolor. Estas señales utilizan productos químicos que amortiguan las señales de dolor del cuerpo al cerebro. También puede reducir la percepción del dolor. La liberación de estos agentes químicos puede ser aumentada por la actividad física, así como por medio de ejercicios y técnicas de relajación.

Todo dolor es diferente y hay dos grandes tipos: agudo y crónico.

El **dolor agudo** es generalmente debido a una lesión o cirugía y sirve para protegernos. El cerebro recibe el mensaje de dolor y envía señales al cuerpo para responder al dolor, como la eliminación de la llama de una estufa caliente o evitar mover un tobillo torcido.

El **dolor crónico** persiste durante más de tres meses y puede ser intermitente o persistente (que dura más de 12 horas al día). Las causas más comunes son la artritis, la fibromialgia y el dolor de espalda baja. Otro tipo de dolor crónico se denomina dolor neuropático, que se debe a una enfermedad o lesión en el propio sistema nervioso.

El dolor crónico puede ser causado por un proceso llamado sensibilización. Cuando se produce esta sensibilización, el sistema nervioso amplifica y distorsiona el dolor, como unos altavoces estéreo distorsionan el carácter de la música grabada cuando subimos el volumen. El dolor que se registra es grave y desproporcionado en relación con la causa original del dolor crónico. Cuando esto ocurre, el dolor crónico puede estar asociado con problemas emocionales y psicológicos.

La similitud entre ambos tipos de dolor es que todo el dolor está realmente registrado en el cerebro. Esto no significa que se geste voluntariamente, pero el pensamiento puede ser una manera de controlar el dolor. Cambiar la forma en cómo funciona el cerebro y responde al dolor es una habilidad que se puede aprender, que puede ser muy útil en el dominio y el control del dolor y su efecto en nuestra vida diaria.

Control del dolor

Es importante recordar que el dolor significa diferentes cosas para cada persona, y que no todas las personas experimentan dolor de la misma manera y lo que funciona para una persona no necesariamente funciona para otra. El dolor severo persistente requiere una combinación de estrategias, y ninguna píldora o técnica de gestión es suficiente para proporcionar alivio del dolor con seguridad.

Los medicamentos son sólo una parte de una estrategia global que ayudará a reducir y afrontar el dolor, mejorar la función y las actividades de todos los días, y aprender a lidiar con el estrés emocional que el dolor crónico puede imponer.

El primer paso en el manejo del dolor es entender el ciclo del dolor. Lo bueno de la comprensión del ciclo del dolor es que ayuda a ver que hay muchas maneras de romperlo, por ejemplo hay una serie de técnicas cognitivas que pueden utilizar para ayudar a controlar el dolor.

La distracción es una técnica que se puede utilizar durante actividades dolorosas cortas, tales como la apertura de un tarro o subir escaleras. Nuestras mentes tienen problemas para concentrarse en más de una cosa a la vez. Por lo tanto, si puede enfocar su mente en algo más que el dolor, el dolor será menor.

Otra manera de reducir el dolor es relajando los músculos. Cuando se vuelven menos tensos, es más fácil y menos doloroso mover las articulaciones. Además de liberar la tensión en todo el cuerpo, la relajación ayuda a dormir.

La reducción del estrés es otra manera de controlar el dolor. Hay varias maneras de reducir el estrés, incluyendo la respiración profunda, visualización guiada, dónde va en un sueño guiado, y la imaginería vívida donde se enfoca mentalmente en recordar o anticipar un evento agradable. Al igual que con todos los ejercicios, hay que practicar para obtener los mejores resultados.

Control de la fatiga

En el dolor crónico o persistente, la fatiga o sentirse más cansado de lo normal es un síntoma muy común y es parte del ciclo de dolor. La gestión eficaz de la fatiga ayuda a romper el ciclo de dolor por el rejuvenecimiento de la mente y el cuerpo. La actividad física es un medio excelente para superar la fatiga, especialmente si la depresión o la falta de forma física (en lugar del proceso de la enfermedad) es la fuente de la fatiga.

La gestión eficaz de la fatiga ayuda a romper el ciclo de dolor por el rejuvenecimiento de la mente y el cuerpo. Una mecánica corporal adecuada y técnicas de relajación pueden ayudar a controlar la fatiga.

El sueño

Conseguir una buena noche de sueño es un factor clave para romper el ciclo de dolor. Esto es todavía posible, a pesar de que se padezca dolor crónico.

Es completamente normal que se necesite al menos 1/2 hora para conciliar el sueño. Si no se logra dormir, es mejor levantarse de la cama y salir de la habitación, comer algo saludable, leer un libro o escuchar música relajante. Hay que volver a la habitación cuando llegue de nuevo el sueño.

Consejos para dormir

Establezca un ritual antes de ir a la cama. Siempre haciendo las cosas en el mismo orden y a la misma hora todas las noches para entrenar el cerebro a que se apague.

Trate de ir a la cama a la misma hora cada noche y levantarse a la misma hora cada mañana. Si tiene un problema grave del sueño, tendrá que hacer esto, incluso los fines de semana, durante un mes.

Nunca duerma con almohadas detrás de las rodillas, ya que puede restringir el flujo de sangre.

Es posible que desee evitar la actividad física al creer que va a agravar el dolor. Sin embargo, si se establece una rutina regular, puede aumentar la fuerza, energía y flexibilidad. También puede ayudarle a volver a algunas de las actividades que no podía hacer debido al dolor. La investigación actual ha demostrado que la actividad física puede ayudar a controlar el dolor.

Si tiene dolor crónico, más ejercicio no es necesariamente mejor cuando se trata de actividad física. Lento y constante, consistente y sin fracasar, debe ser su lema. Una estrategia razonable sería fijar la mirada en las ganancias a largo plazo en la flexibilidad, fuerza y resistencia.

CAPÍTULO 8

TRATAMIENTO NATURAL

Las aportaciones de la medicina natural en la resolución de las enfermedades crónicas son de gran valor terapéutico pues, más que la anulación de los síntomas molestos, proporciona los elementos necesarios para un proceso curativo resolutivo. Esto es, la enfermedad debe resolverse en un tiempo no excesivamente prolongado.

Dieta

Los alimentos imprescindibles son todos aquellos que sean ricos en antioxidantes, evitando así la formación de radicales libres en las membranas y líquidos que rodean la articulación. Por ello, se comerán en abundancia berros, acelgas, lechugas, pimientos, remolacha, coles, brécol, tomates, fresas, legumbres, miel, limón, manzanas, cacahuetes y pipas de calabaza. El zumo de patata crudo es uno de los remedios más solventes que nuestros antepasados nos han legado.

Si la osteoartritis también tiene un componente inflamatorio, y si se complica con la artritis degenerativa, puede ser útil comer alimentos cultivados a la sombra, como los tomates, patatas, berenjenas y pimientos verdes. Lo mejor es efectuar la recolección de noche, aunque sabemos que ello solamente es factible en el caso de que el enfermo posea un huerto.

Mantener el peso

Cómo afecta a la artritis y el dolor articular el exceso de peso.

Las siglas IMC (BMI) se refieren al índice de masa corporal, una estimación de la grasa corporal basada en el peso y la altura. Se trata de un indicador más fiable de la grasa corporal que solamente aquella referida al peso total, ya que tiene en cuenta la estructura del cuerpo. Conociendo su IMC puede ayudar al médico a determinar si se está en un peso saludable.

Mantener un peso saludable puede beneficiar a las articulaciones ya afectadas por la artritis, pues dos kilos de peso ocasiona una presión adicional en las rodillas de 8 kilos de presión. Por tanto, el dolor se puede reducir disminuyendo la presión. Al hacerlo, también puede disminuir el riesgo de desarrollar artritis en las articulaciones no afectadas y reducir las posibilidades de que necesitar una prótesis.

Aunque hay muchas dietas y programas de ejercicio, la forma más sencilla de perder peso es comer menos y moverse más. Hágase vegetariano y camine y no olvide que peso saludable es igual a estilo de vida saludable, no solamente a una dieta.

Cuando se trata de perder peso, no intente lograrlo en poco tiempo. Los resultados rápidos no se consolida y vuelven con el tiempo aportando kilos extras. La clave para lograr y mantener un peso saludable no es lograr cambios en la dieta a corto plazo. Se trata de un estilo de vida que incluya una alimentación saludable, actividad física regular y equilibrar el número de calorías que consume con el número de calorías que el cuerpo utiliza. La dieta hipocalórica rica en nutrientes, es la única que debe tener en cuenta.

Un plan de alimentación saludable que le ayude a controlar el peso incluye una variedad de alimentos que quizá nunca ha considerado. Por ejemplo:

Frutas frescas. Las manzanas y los plátanos son buenas opciones, pero trate de algunas frutas "exóticas", también. ¿Qué tal un mango, o una piña o kiwi? Cuando sus frutas favoritas no sean de temporada, pruebe una variedad congelada, enlatada o seca. Elija frutas enlatadas que se mantienen en agua o en su propio jugo. Ahora, no obstante, encontrará toda clase de frutas en cualquier época del año, pues vienen de distintos países.

Hortalizas frescas. Introduzca las verduras a la brasa o al vapor con una hierba como el romero. Puede saltear las verduras en una sartén antiadherente con un poco de aceite, o hacer verduras congeladas o enlatadas para un plato rápido. El microondas le ayudará y no se crea eso de que es perjudicial. Hay más radiación electromagnética a nuestro alrededor que la que emite un microondas. La luz, el color, la radio y el calor son algunos ejemplos.

Si utiliza **verduras** enlatadas, busque aquellas que no tienen sal refinada añadida, mantequilla o salsas de crema. Eso se lo pone usted a su gusto.

Si le gusta el **pescado** frito o el pollo empanado, trate de variaciones más saludables usando el horno o el asado a la parrilla. Tal vez incluso quiera probar una receta que utilice guisantes secos.

La actividad física es importante para la buena salud, y es especialmente importante cuando se está tratando de perder peso o mantener un peso saludable. La quema de calorías a través de la actividad física, combinada con la reducción del número de calorías que se consume, crea un "déficit de calorías" que resulta en la pérdida de peso.

Los alimentos como las verduras, frutas, granos enteros, productos de soja y alimentos con proteínas, contienen los nutrientes que se necesitan sin demasiadas calorías. Pruebe algunas de estas opciones:

Verduras de color rojo, anaranjadas y verde oscuro, como los tomates, patatas dulces, y el brócoli.

Frutas, verduras o frutos secos sin sal cuando quiera una comida rápida y saludable.

Cambie la leche de vaca por bebida de avena, almendras, arroz o soja. Tienen la misma cantidad de calcio y otros nutrientes esenciales que la leche, pero con menos grasa y calorías. La leche de vaca es para los terneros, no para los humanos.

La mitad de la dieta debe ser de granos integrales. Elija 100% de cereales integrales, panes, galletas, arroz y pasta. Revise la lista de ingredientes en los paquetes de alimentos para encontrar alimentos de grano entero.

Varíe sus opciones de alimentos proteicos. Cuatro veces a la semana, especialmente pescado, algas y legumbres.

Si consume pollo que sea de corral y porciones pequeñas y delgadas.

Reduzca el consumo de alimentos ricos en grasas saturadas, azúcares añadidos y sal refinada.

El azúcar integral y la sal marina sin refinar son alimentos saludables y deben formar parte habitual de su dieta. Añada también especias o hierbas para sazonar las comidas.

Elija bebidas con poco o sin azúcares añadidos. Pruebe el agua solarizada, es gratis y saludable. Póngala al sol durante una hora en un envase de cristal. Esta agua solarizada tiene propiedades muy interesantes para la salud.

Coma postres azucarados con menos frecuencia, aunque los integrales no son perjudiciales.

No cocine con mantequilla y hágalo con aceite de oliva o maíz.

Ejemplos de grasas y aceites sólidos:

Carne de res, carne de cerdo, de cordero o de gallina.

La mantequilla, la crema y la grasa de la leche.

Los aceites de coco, de palma y de palmito.

Aceites parcialmente hidrogenados

Margarina en barra

Aceites bajos en grasas saturadas

Aceite de maíz

Aceite de oliva

Aceite de cacahuete

Aceite de girasol

Aceite de soja

Otros trucos para consumir sano

Evite porciones demasiado grandes.

Use un plato más pequeño, un tazón, un vaso.

Deje de comer cuando esté satisfecho, no lleno.

Cocine con más frecuencia en el hogar, donde tiene el control de lo que está en su comida.

Cuando coma fuera, elija las opciones de menús de bajas calorías.

Elija platos que incluyan verduras, frutas y / o cereales integrales.

Pida una ración más pequeña o para compartir cuando coma fuera.

La mayoría de los alimentos empaquetados tienen una etiqueta de información nutricional y una lista de ingredientes. Para una vida más saludable, utilice esta herramienta para tomar decisiones inteligentes de alimentos de forma rápida y sencilla:

Compruebe las calorías. Asegúrese de ver el tamaño de la porción y la cantidad de porciones que en realidad está consumiendo. Si duplica las porciones que come, tendrá el doble de las calorías.

Elija alimentos con menos calorías, grasas saturadas, grasas trans y sodio.

Compruebe si hay azúcares añadidos utilizando la lista de ingredientes. Cuando un azúcar está el primero en la lista de ingredientes, la comida es alta en azúcares agregados. Algunos nombres de los azúcares añadidos incluyen sacarosa, glucosa, jarabe de maíz, jarabe de maíz, jarabe de arce, y fructosa.

DISMINUCIÓN DEL ÁCIDO ÚRICO

El ácido úrico es un elemento químico creado cuando el cuerpo descompone sustancias llamadas purinas, las cuales se encuentran en algunos alimentos y bebidas, como el hígado, las anchoas, la caballa, las judías y arvejas secas, y la cerveza.

La mayor parte del ácido úrico se disuelve en la sangre y viaja a los riñones, donde sale a través de la orina. Si el cuerpo produce demasiado ácido úrico o no lo elimina lo suficiente, la persona puede enfermar y padecer enfermedades artríticas, entre ellas la Gota y la hiperuricemia.

Los valores normales están entre 3.5 y 7.2 mg/dL.

Dieta eliminadora

La dieta debe ser vegetariana, excluyendo los espárragos, las espinacas, las legumbres de vaina, las coles, las setas y los cítricos.

Se recomiendan los calabacines, la cebolla, frambuesas, fresas, grosella, manzanas, melón, patatas, pepino, piña y plátano.

Nutrientes

Hay que beber mucha agua, zumos de apio y pepino. Suplementos de vitamina C y cápsulas de carbón vegetal.

Nutrientes

MEJILLÓN DE LABIO VERDE

Perna Canaliculus

Este producto está elaborado a partir del extracto de un molusco denominado Mejillón de labio verde o Perna canaliculus, el cual vive en forma salvaje, sin cultivar, en aguas limpias de Nueva Zelanda. Durante muchos siglos ha sido base esencial en la alimentación de los nativos maoríes, una raza autóctona de la región, ya que su gran riqueza en proteínas y su fácil recolección le hace un alimento extraordinario.

Pero junto a sus propiedades nutritivas se descubrieron otras virtudes incluso más importantes, especialmente su efecto antiinflamatorio. El investigador oceanógrafo John E. Croft escribió un libro dedicado enteramente a divulgar las propiedades curativas y nutritivas de este insólito molusco y unos laboratorios se hicieron eco de sus investigaciones, comercializándolo en forma de cápsulas.

Su gran difusión mundial (no hay que olvidar que junto a su efecto antiinflamatorio se le une su buena tolerancia gástrica), ha motivado que en la actualidad se cultive masivamente en granjas marinas especiales, libres de contaminación, en donde no solamente se estimula adecuadamente su crecimiento sino que se le recolecta cuando ha alcanzado la madurez necesaria.

La parte activa del Perna Canalículus son sus gónadas, las cuales se separan del resto de la carne y se elabora un extracto siguiendo una técnica aún no divulgada, con el fin de que conserve todas sus buenas propiedades.

Composición:

Básicamente es un alimento proteico (hay un 60% del peso total en proteínas).

Aplicaciones:

Como antiinflamatorio y regenerador articular se puede emplear en artritis, artrosis y dolencias reumáticas.

No tiene efecto analgésico, por lo que de notar mejoría se deberá a su efecto curativo, aunque éste no tiene por qué forzosamente manifestarse en la primera toma.

COBRE

Su descubrimiento como nutriente presente en los alimentos data del año 1816, en el cual se demostró su presencia después de la combustión de numerosos vegetales. Estos datos fueron confirmados varios años después, nuevamente analizando las cenizas, pero dada la gran volatilidad a causa del calor, su presencia se consideró mínima. Tuvieron que pasar todavía muchos años, hasta llegar a 1935, para que se descubriera su presencia en los animales y en el hombre, encontrándose concentraciones muy importantes en el hígado, músculos y el páncreas, con un peso total de casi 150 mg por adulto. Cantidades igualmente altas se hallan en los crustáceos y moluscos, cuya sangre es de color azul precisamente por su alto contenido en cobre.

En el ser humano, la cantidad de cobre presente en la sangre está asociada a la ceruloplasmina, una alfa globulina, y el resto, una pequeña fracción del total, está asociado a albúmina, a los hematíes y a la proteína transcupreína, todas ellas con cierta relación con el hierro.

La concentración de cobre está aumentada durante el embarazo, lo mismo que durante el tratamiento con estrógenos, siendo el contenido normal de la dieta de 2 a 5 mg/día.

Su absorción se produce en el intestino delgado y se regulan las necesidades de manera automática, aunque una parte importante no puede ser metabolizada por encontrarse ligada a compuestos no absorbibles. La porción útil se une a la albúmina y de ahí pasa al hígado y la médula ósea, eliminándose el sobrante por orina y bilis, retornando parte de él a la sangre como ceruloplasmina y finalmente de nuevo al hígado.

Funciones corporales:

- Interviene junto al hierro en la síntesis de la hemoglobina, siendo imprescindible para la absorción, metabolización y disponibilidad de este mineral.

- Interviene en el desarrollo y mantenimiento de los huesos.

- Imprescindible en la formación de la melanina a través de su acción en el metabolismo del aminoácido tirosina.

- Necesario para la coordinación muscular y la fuerza motriz.

- Interviene en el metabolismo de las proteínas y la producción del RNA.

- Protege a la vaina de mielina ayudando al metabolismo de los fosfolípidos.

- Estimula el crecimiento sano del cabello y su pigmentación.

- Es un potente antiinflamatorio y estimula la producción de corticoides orgánicos.

- Favorece la formación de anticuerpos y antitoxinas en sinergia con la vitamina C.

- Refuerza el sistema inmunitario a través de su acción sobre los leucocitos.

- Aumenta la resistencia de las articulaciones y el tejido cartilaginoso a las inflamaciones.

- Es co-factor de numerosas enzimas, entre ellas algunas que impiden la acción de los radicales libres, teniendo así una función antioxidante indirecta.

- Favorece la respiración celular.

- Incrementa la producción de hormonas suprarrenales y tiroideas.

- Controla el exceso de colesterol y evita la excesiva coagulación sanguínea.

Procedencia

Lo podemos encontrar en abundancia en: los mariscos, levadura de cerveza, nueces, germen del trigo, cacao y malta. También en el pan integral, setas, cereales integrales, carne de vaca, perejil y judías, así como en los pescados, legumbres, frutos secos y hortalizas verdes.

Causas de su carencia

Suelen encontrarse deficiencias en los recién nacidos prematuramente si son alimentados con leche de vaca y cereales refinados. La gran cantidad de cinc que existe en la leche de vaca impide que se pueda absorber el cobre, incluida la pequeña cantidad que pueda existir en los cereales.

Otra carencia muy común se debe a un problema hereditario denominado "síndrome de Menke", cuyo síntoma principal es un cabello de aspecto de estropajo, tieso y casi sin pigmento, el cual se da por una imposibilidad de metabolizar el cobre ingerido.

Los pacientes aquejados de artritis reumatoide tampoco pueden asimilar el cobre aunque tengan suficiente cantidad en sangre, lo mismo que las mujeres que toman anticonceptivos orales o los que reciben antibióticos del tipo de la penicilamina.

Otras carencias habituales se dan en el embarazo por aumento de las demandas y por interferencias con el cinc, el molibdeno y el flúor. La malnutrición, el esprúe, las diarreas y cualquier enfermedad de malabsorción, también provocarán carencias de cobre, al igual que tomar suplementos líquidos de proteínas, ingerir cereales refinados o padecer cáncer.

Síntomas carenciales:

Hay anemia ferropénica que no responde al hierro y es difícil de diferenciar.

Cabello ensortijado y en puntas duras, como de acero.

Alteraciones óseas similares al escorbuto.

Lesiones en las arterias y en la pared venosa que se vuelve frágil y visible exteriormente.

Cifras altas de colesterol que no responden a la dieta.

Afecciones cardiacas.

Pérdida del sentido del gusto.

Diarreas graves en los bebés.

Retraso en el crecimiento.

Pobre resistencia a las infecciones, especialmente víricas.

Falta de pigmentación de pelo y piel.

Mala síntesis de las proteínas.

Afecciones del sistema nervioso, especialmente degenerativas.

Edemas.

Lenta cicatrización de las heridas.

Afecciones hepáticas e intoxicaciones frecuentes.

Aplicaciones no carenciales:

En presencia de gripe si se administra prematuramente se corta la enfermedad en 48 horas.

Alta velocidad de sedimentación.

Infecciones en general o baja resistencia. También como preventivo en los meses invernales.

Procesos reumáticos inflamatorios.

Enfermedades de los cartílagos o tendones.

Dado que se absorbe a través de la piel sudada, es útil utilizar pulseras de cobre para combatir enfermedades reumáticas crónicas.

Calvicie prematura, canas.

Vitíligo, psoriasis y piel pálida.

Disfunciones glandulares del tiroides y suprarrenales.

Infecciones de cualquier tipo. Permite acortar la enfermedad y reducir la dosis de antibióticos.

Leucemia y estados cancerosos.

Osteoporosis, artrosis cervical.

Quemaduras y úlceras por decúbito.

Dosis catalítica: 15 mg/día

Un estudio a doble ciego mostró los beneficios significativos empleando una dosis de 4-10 mg/día.

MAGNESIO

Es el cuarto catión más abundante en el organismo, siendo su contenido corporal de 2.000 mEq en un varón de 70 kilos, encontrándose casi la mitad en el hueso, no siendo fácilmente intercambiable con el que se encuentra en el líquido cefalorraquídeo, el cual contiene apenas un 1% del total. El resto, ese 49%, se encuentra distribuido intracelularmente.

La concentración idónea del magnesio corporal se mantiene gracias a la ingesta alimentaria y al control renal e intestinal que se realiza, en parte controlado por la hormona PTH, la cual como sabemos también regula la cantidad de calcio. En caso de poca ingesta la eliminación fecal e intestinal prácticamente es nula, aunque esta facultad de regularlo se altera si la dieta es muy alta en fósforo y calcio.

El 30% del magnesio orgánico se encuentra ligado a proteínas, dependiendo esta unión del pH.

En la naturaleza se encuentra normalmente como carbonato de magnesio, siendo uno de los minerales más abundantes de la corteza terrestre, ya sea como la forma anteriormente dicha o como magnesita, dolomita, carnalita o epsomita.

Funciones corporales:

Activa una gran variedad de enzimas, entre ellas la fosfatasa alcalina y el trifosfato de adenosina.

Estabiliza la estructura macromolecular del ADN y del ARN.

Es necesario para la actividad del pirofosfato de tiamina, la forma activa de la vitamina B-1.

Interviene en el metabolismo del calcio y el fósforo.

Tiene un papel esencial en la contracción muscular.

Es cofactor en el metabolismo de la vitamina B-2.

Favorece el crecimiento estatural de los niños.

Tiene funciones similares al calcio, aunque son antagonistas si se encuentran en cantidades excesivas.

Evita la formación de cálculos de oxalato cálcico en los riñones.

Regula la temperatura corporal.

Es cofactor en la producción de diversas hormonas.

Su presencia es esencial en la transmisión de los impulsos nerviosos.

Facilita la relajación muscular.

Mantiene los huesos, articulaciones, cartílagos y dientes en buen estado.

Regula el azúcar y el colesterol presente en la sangre.

Mantiene las contracciones cardiacas y regula su excitabilidad.

Causas de su carencia:

Alimentos procesados y congelados.

Consumo de cereales refinados y blanqueados.

Utilización de azúcar y sal refinadas.

Consumo cotidiano de salvado y otros estimulantes del peristaltismo intestinal.

Elevado consumo de suplementos de fósforo, calcio y vitamina D, sin que contengan también magnesio.

Diarreas crónicas, colon irritable, enfermedad celíaca o toma de laxantes, aunque sean naturales.

Administración hospitalaria de sueros gluco-salinos.

Dietas por obesidad.

Tratamiento con fármacos como la insulina, corticoides, píldoras anticonceptivas, mezclas de aminoácidos, diuréticos, antineoplásicos, antibióticos, digoxina o derivados del digital, aldosterona o tiroxina.

Alcoholismo.

Necesidades aumentadas por enfermedades como el cáncer, cirugía, shock, astenia aguda, sudoración abundante, insuficiencia paratiroidea, cirrosis hepática, insuficiencia cardiaca, nefrosis, enteritis, alergias y estrés.

Lactancia.

Malnutrición proteico-calórica.

Síntomas de deficiencia:

Los síntomas no suelen ser aislados y se encuentran asociados a otras carencias nutritivas. Los síntomas centrados en el sistema nervioso se parecen a los que se dan cuando hay intoxicación por *curare* y consisten en irritabilidad muscular y nerviosa. También se dan anorexia, náuseas, vómitos, letargo, debilidad, alteraciones de la personalidad, temblores y signos neurológicos similares a la hipocalcemia e hipokalemia.

El electromiograma registra alteraciones miopáticas y si se trata de niños puede haber convulsiones muy generalizadas.

Otros autores refieren:

Insomnio.

Debilidad y astenia.

Dolores articulares.

Contracciones musculares dolorosas.

Espasmos en músculos pequeños, como los párpados.

Muecas, calambres y tics nerviosos.

Dificultad en mantener los pies quietos.

Síndrome de raíz cervical.

Estreñimiento.

Falta de coordinación muscular y poca destreza para el ejercicio.

Entumecimiento de las extremidades.

Episodios epilépticos.

Mala memoria.

Taquicardias.

Dificultad para tragar, con vómitos frecuentes por espasmo del esófago.

Dismenorreas.

Alteraciones de la personalidad como esquizofrenia, depresiones suicidas y ansiedad.

Miedo al futuro.

Ataxias.

Verrugas, papilomas, acné, eczemas y psoriasis.

Reumatismo.

Aplicaciones no carenciales:

Aunque el carbonato y el cloruro de magnesio son las formas dietéticas más habituales, es mejor ingerirlo como dolomita, aspartato de magnesio o quelato de magnesio, ya que a su gran absorción hay que añadir su poco efecto como laxante o irritativo gástrico.

Lo podemos emplear para:

Neuralgias.

Espasmos nerviosos.

Cefaleas.

Cólicos intestinales.

Calambres estomacales.

Tos convulsiva.

Dismenorreas.

Arteriosclerosis.

Arteritis obliterante.

Flebitis después del parto.

Trombosis.

Colitis amebiana.

Dispepsias y aerofagia.

Litiasis biliar.

Adenoma de próstata.

Cistitis de repetición.

Frigidez sexual.

Gota.

Fragilidad del cabello.

Dientes frágiles.

Otitis infecciosa.

Piorrea alveolar.

Catarros, asma, enfisema.

Opacidad del cristalino.

Preventivo del cáncer.

Psoriasis y vitíligo.

SÍLICE

Este mineral que compone nada menos que la cuarta parte de la corteza terrestre, apenas si ha sido investigado en nutrición humana. Después del oxígeno es el elemento más importante en La Tierra, siendo muy similar al carbono, otro de los elementos básicos para la vida tal y como la conocemos. Conserva muchas similitudes con este elemento esencial, aunque los enlaces de sus átomos están aún más fuertemente ligados entre sí, lo que le hace estructuralmente fuerte y muy estable.

Está presente en todos los seres vivos, especialmente en aquellos tejidos fuertes o sólidos como los tendones, el pelo, la piel, el tejido conjuntivo, los huesos, la tráquea y el colágeno. También lo podemos encontrar en menor proporción en la esclerótica del ojo, los riñones, la piel, los pulmones y la sangre.

Funciones corporales:

- Esencial en el desarrollo del sistema óseo y el mantenimiento de los ya formados.
- Forma el tejido conjuntivo y mantiene las articulaciones en buen estado.
- Es catalizador del azufre, el fósforo y el calcio.
- Forma parte del colágeno.
- Mantiene la pared arterial en buen estado, conservando su elasticidad.
- Ayuda al mantenimiento de la tensión arterial correcta.
- Es necesario en el crecimiento de las uñas, pelo y piel sana.

Procedencia

La Cola de Caballo, una popular planta que crece silvestre en todo el mundo, es una de las mejores fuentes de sílice que podemos encontrar, y basta una infusión diaria para asegurarnos dosis óptimas de este mineral. También lo encontramos en los cereales integrales, la levadura de cerveza, el germen de trigo, la alfalfa, las semillas de calabaza y sandía, así como en las hortalizas de hoja verde, las manzanas, las peras, los puerros, la coliflor y los ajos.

La popular cerveza también es otra fuente interesante de silicio, lo mismo que las algas marinas y los brotes de bambú.

La dosis diaria recomendada es de 30 mg

Aplicaciones no carenciales:

Todas las alteraciones de las uñas (manchas blancas), dientes y huesos.

Flojedad en los ligamentos, especialmente de los tobillos.

Raquitismo y huesos débiles o poco desarrollados.

Caries.

Retraso en la consolidación de las fracturas.

Poco crecimiento, tanto óseo como muscular.

Artrosis y osteoporosis.

Arteriosclerosis.

Hipertensión.

Dolores articulares, menisco inestable.

Vejez prematura.

Senos flojos, caídos.

Ciática.

Artritis reumatoide.

Mala circulación por alteración de la pared vascular.

Enfermedades degenerativas del corazón.

Intoxicaciones por mercurio.

Agotamiento nervioso por desaliento.

Dispepsia con eructos.

Estreñimiento.

Retortijones intestinales.

Cálculos renales con infección.

Ulceraciones de piel con pus.

Otitis.

Abscesos supurados.

Celulitis.

Niños débiles, delgados.

Disfunciones neurovegetativas.

Sensibilidad extrema al frío.

Toxicidad

No se conocen casos de toxicidad por ingerir tabletas o suplementos de silicio, aunque sí por inhalarlo. El polvo de silicio, presente en numerosas minas, se incrusta con gran facilidad en los pulmones y puede dar lugar con relativa frecuencia a enfermedades profesionales como la silicosis. Por fortuna, si la persona está sana y no es fumador, la mayor parte se elimina como ácido silícico por lo que deja de ser tóxico.

Otra forma de ingerirlo involuntariamente es en los alimentos procesados, ya que es un aditivo muy utilizado para evitar que los alimentos se apelmacen o para que no se forme espuma.

Un papel muy decisivo en la curación total lo juegan los oligoelementos selenio, flúor, y fósforo.

Complementos

VITAMINAPP

Ácido nicotínico, niacina, vitamina B-3

Al ser una vitamina muy hidrosoluble, es arrastrada con el agua en los procesos de lavado de las verduras y legumbres, por lo que las carencias son bastante frecuentes, especialmente en verano.

Su absorción intestinal es muy efectiva y se transforma rápidamente en coenzimas, aunque no puede almacenarse para cubrir futuras carencias. Estas pueden darse, además, por la presencia simultánea del aminoácido leucina, el cual aunque no es un antagonista específico aumenta las demandas de esta vitamina. Por poner un ejemplo, el mijo es un alimento muy rico en leucina y por ello es normal que aparezcan carencias de vitamina PP si la dieta es abundante en este cereal. Esta carencia también puede darse con el maíz, el cual por su contenido en adenina y lisina puede aumentar las necesidades de vitamina PP y originar una carencia, mucho más acentuada por el hecho de que el maíz no contiene el aminoácido precursor triptófano.

Funciones orgánicas:

Interviene en la síntesis de algunos neurotransmisores y en el balance sodio-potasio de las células, así como en la formación del colágeno.

Regula los niveles de colesterol en sangre, impide la degeneración grasa del hígado y mantiene la belleza del cuero cabelludo y su color original.

Por su acción sobre las neuronas posee una buena acción neurotropa, evitando la degeneración en enfermedades tóxicas o producidas por drogas. En el alcoholismo acelera su eliminación e interviene favorablemente en el metabolismo de numerosos oligoelementos, ayudando a la formación de hormonas tiroideas.

Las necesidades diarias son de 15 mg/día en las personas sedentarias, 21 mg/día durante la lactancia y 10 mg/día en los niños pequeños.

Enfermedades carenciales:

Pelagra: Es la enfermedad carencial más grave y suele darse en aquellas zonas en las cuales el maíz constituye la dieta fundamental ya que la niacina presente en este cereal no se asimila en el tracto gastrointestinal, salvo que se prepare en presencia de álcalis. Además, el maíz es muy pobre en triptófano y si la dieta contiene también mijo la carencia se hace ya inevitable. Otros compuestos que también desplazan al niacina son la etioniamida y la isoniacida, medicamentos ambos utilizados contra la tuberculosis.

La pelagra se caracteriza por trastornos cutáneos, mucosos, del sistema nervioso y gástrico, abarcando también una patología muy extensa en la boca y degenerando poco a poco en diarreas, dermatitis y trastornos mentales.

Los trastornos cutáneos empiezan con eritema, formación de vesículas, ampollas, costras y descamación final. En ese momento es normal la infección, especialmente si hay exposición solar, abrasión de la piel, hipertrofia con engrosamiento y pérdida de la elasticidad.

Las alteraciones en las mucosas se localizan en la boca en donde hay glositis, estomatitis de color escarlata y cuando progresa abarca la totalidad de la lengua, hay dolor bucal, aumento de la saliva, edema de la lengua y ulceraciones generalizadas.

Los trastornos gastrointestinales incluyen el ardor en la lengua y la faringe, fuerte distensión abdominal, náusea, vómitos y fuerte diarrea.

Además de todos estos trastornos hay una gran alteración del carácter con fuertes depresiones, confusión y delirio, lo cual conduce con facilidad a un estado paranoide y tendencia al suicidio.

El diagnóstico diferencial con otras enfermedades es fácil realizarlo ya que, junto a la dieta deficitaria, se dan estas cuatros patologías unidas.

Aplicaciones ortomoleculares:

Aunque no se deban a carencias tan graves como en la pelagra, podemos encontrar seudocarencias en muchas neuritis periféricas, neuritis oculares, esprue, glositis, *diarreas* y estomatitis.

El tratamiento de estas avitaminosis incluye dar el resto de las vitaminas del grupo B, junto a 300 mg/día de niacina o mejor de niacinamida por vía oral, salvo que existan diarreas en cuyo caso la vía intravenosa es la más adecuada.

El ácido nicotínico se administrará como *vasodilatador* en la hipertensión y la arteriosclerosis. También es útil en las afecciones vasculares de las extremidades, en la angina de pecho y la acrocianosis. Algunos experimentos hablaron de su utilidad en el asma alérgica y la hiperemesis del embarazo. No hay que olvidar sus buenos efectos contra el *colesterol* y su acción en la *esquizofrenia*, la cual está avalada por numerosos estudios.

Como niacinamida en *artritis*.

Otras aplicaciones:

Sabañones, junto a las vitaminas C y complejo B.

Intoxicaciones, producidas por sulfamidas y metales pesados.

Jaquecas, junto a las vitaminas A, E y complejo B.

Neuralgias, en especial las del trigémino en unión a la B-1.

Rayos X, para paliar sus efectos secundarios.

Miopías, en los casos agudos unida a las vitaminas A, E, B-2 y D.

Diarreas, y enterocolitis, junto al complejo B.

Alteraciones hemáticas con *anemias* macrocíticas.

Estomatitis aftosa, anginas.

Lupus eritematoide, ictericia, *hepatitis* e insuficiencia suprarrenal.

Diabetes.

Insuficiencia coronaria, *gangrena* y afecciones vasculares periféricas.

Degeneración muscular senil.

Glaucoma

Depresiones, neurosis, fobias e irritabilidad, especialmente en épocas de calor.

Debilidad y convalecencia de enfermedades infecciosas.

Falta de desarrollo sexual.

Sobreesfuerzos deportivos.

Las situaciones donde la suplementación con niacina resulta necesaria son:

- Mala circulación: en las extremidades, manos y piernas, el niacina relaja los vasos sanguíneos, por lo tanto, resulta útil para que la sangre fluya óptimamente.
- Artritis: ayuda a desinflamar las articulaciones de las personas que padecen de artritis.

- Colesterol alto: esta vitamina disminuye los niveles de colesterol en sangre.
- Diabetes I (insulino-dependiente): la administración de niacina en los comienzos de esta enfermedad, frena el avance de la misma.
- Zumbido en los oídos o tinnitus: puede ser de gran ayuda la suplementación con niacina, para así disminuir los pitidos o ruidos que sufren las personas con este problema.
- Síndrome de malabsorción.
- Hemodiálisis y diálisis peritoneal.
- Precauciones:
- No mezclar con ácido acetilsalicílico (aspirina), a tartrazina (un pigmento amarillo presente en algunas medicinas y alimentos procesados).
- No mezclar con anticoagulantes como warfarina, medicamentos contra la presión arterial alta o la diabetes.
- Si se inyecta insulina o toma medicamentos orales contra la diabetes, tal vez sea necesario modificar la dosis porque el niacina puede aumentar los niveles de azúcar en la sangre y la orina.
- Tenga en cuenta que este medicamento puede causarle somnolencia. No conduzca vehículos ni maquinaria hasta que sepa cómo le afecta este medicamento.
- En ocasiones el niacina provoca sonrojo (enrojecimiento) de la cara y el cuello. Este efecto secundario suele desaparecer después de tomar el medicamento durante unas semanas.
- Evite las bebidas alcohólicas o las bebidas calientes a la hora de tomar el niacina.
-

Normalmente tarda 21 días en surtir efecto y los beneficios continúan solamente mientras se toma, aunque es muy eficaz.

Cuando se ingiere durante tratamientos prolongados (meses), la movilidad articular puede mejorar significativamente, evitando tener que recurrir a la cirugía.

ÁCIDO HIALURÓNICO

Es un carbohidrato que produce el cuerpo y su función más importante es la retención de agua (puede absorber hasta 1000 veces su peso en ella), aunque también se encarga de transportar nutrientes y deshechos fuera del torrente sanguíneo.

Las inyecciones intraarticulares de hialurónico en el líquido sinovial, mejora la viscosidad, y elasticidad a los 6 meses en pacientes con artrosis y artritis moderada de las rodillas.

Las fuentes más utilizadas son las crestas de los gallos, la aleta de tiburón y el cordón umbilical. En concreto, las crestas de los gallos es una de las fuentes más provechosas de este compuesto ya que tras las matanzas esta pieza se tira. En los gallos, la cresta es esencialmente una gran superficie de piel, que aumenta su concentración de ácido hialurónico como respuesta a la testosterona. Las gallinas también poseen este compuesto pero en menor medida.

Otra de las fuentes principales de este compuesto era el humor vítreo y el líquido sinovial de las articulaciones de ganado vacuno, aunque ahora no se emplea. Se extrae también de los residuos del procesado de pescado.

Se puede emplear en cápsulas o en crema.

GLUCOSAMINA

La glucosamina (sulfato de glucosamina) es uno de los tres principales componentes estructurales que se encuentran en los productos más populares que ofrecen respaldo a las articulaciones y es el suplemento ideal para la salud de las articulaciones y los cartílagos. Funciona como lubricante a fin de aportar soporte nutricional a articulaciones sanas para tener mayor comodidad de movimiento, sirviendo igualmente para ayudar a la movilidad y la flexibilidad, al mejorar la amplitud de movimiento.

Es un componente estructural clave en los cartílagos, que nutre y revitaliza los componentes celulares en el interior de las articulaciones. Se extrae del caparazón de los camarones, la langosta y el cangrejo, y también de fuentes no animales.

Un estudio clínico demostró que las personas que tomaron sulfato de glucosamina después de dos semanas mejoraron significativamente la salud general de las articulaciones. Además, tuvieron calificaciones más altas en la escala de salud y en una escala libre de movilidad la glucosamina demostró ser efectiva para la salud general de las articulaciones.

Otro estudio de tres años sobre los efectos del sulfato de glucosamina (212 sujetos que tomaron 1.500 mg por día) demostró que el sulfato de glucosamina mantuvo los cartílagos de las rodillas saludables. Además, la glucosamina mejoró significativamente la salud de las articulaciones y la amplitud de movilidad comparada con el placebo.

Beneficios:

Ideal para la salud de las articulaciones y los cartílagos

Nutre y revitaliza los componentes celulares del interior de las articulaciones

Funciona como lubricante para mejorar la salud de las articulaciones

Contribuye a la movilidad y la flexibilidad al estimular mayor amplitud de movimientos.

CONDROITINA

La condroitina (sulfato de condroitina) pertenece a una clase de moléculas muy grandes llamadas glucosaminoglicanos, los componentes estructurales clave en la formación del cartílago. El sulfato de condroitina se fabrica a partir de fuentes naturales, tales como el cartílago de bovinos y tiburón. En los humanos, el sulfato de condroitina es uno de los constituyentes principales del cartílago y brinda soporte estructural para los cartílagos y las articulaciones.

Un estudio de seis meses controlado por placebo que evaluó los efectos de 800 mg de sulfato de condroitina sobre las articulaciones de la rodilla, demostró una diferencia significativa desde el punto de vista estadístico y favoreció al sulfato de condroitina en todos los parámetros evaluados, incluyendo la salud de las articulaciones y el tiempo de caminata.

Otro estudio controlado por placebo demostró que los sujetos que consumieron 1 gramo por día de sulfato de condroitina mejoraron considerablemente la salud de las articulaciones en general cuando fue comparado con el placebo.

Beneficios:

Brinda respaldo estructural para los cartílagos y las articulaciones

Lubrica y suaviza las articulaciones

Mejora la movilidad y flexibilidad de los movimientos de las articulaciones.

MSM (también llamado metilsulfonilmetano)

El metilsulfonilmetano, o MSM, es una fuente natural de azufre, un mineral que es esencial para la formación del colágeno, del tejido conectivo, y de los cartílagos de las articulaciones saludables. El MSM, que contribuye de manera importante al mantenimiento de las articulaciones y los cartílagos, suministra ingredientes vitales que ayudan a los componentes celulares en sus articulaciones. Además de sus efectos beneficiosos en las articulaciones, el MSM puede funcionar como antioxidante tanto en los componentes solubles en grasa como en agua del cuerpo.

Beneficios:

Es vital en la formación del colágeno, del tejido conectivo y de los cartílagos de las articulaciones.

Ayuda a los componentes celulares de las articulaciones.

NOTA: Las combinaciones de glucosamina, condroitina y MSM cuando son usados en las dosis apropiadas, deben ser parte de un programa para mantener las articulaciones saludables.

Otros

El cartílago de Tiburón o bovino, es otra ayuda de gran eficacia.

La Vitamina E, 400 mg diariamente, y el aceite de semilla de lino, 1-2 cucharas diarias, suelen estar recomendados por otros profesionales.

ARCILLA

Composición:

Repetidas veces numerosos investigadores han sometido a análisis a la arcilla, en un intento de encontrar aquél componente desconocido que explique sus propiedades. Pero una y otra vez la desilusión vuelve a renacer, ya que no aparece un único componente como elemento activo, sino la unión de todos ellos.

La arcilla tiene una carga magnética de tipo positivo y es capaz de atraer hacia ella cualquier elemento extraño que tenga carga negativa. Una vez absorbidos los elementos extraños, los dispersa. Los agentes patógenos, vivos, muertos o necrosados, son irremediablemente atraídos hacia la arcilla, lo mismo que las partículas radiactivas.

Según el Centro de Investigaciones Científicas de Francia, la arcilla contiene:

Sílice...43%

Aluminio...40%

Oxido de hierro............................. 4,5%

Oxido de magnesio........................ 4,1%

Potasio.. 2,4%

Sodio.. 0,5%

Calcio... 0,13%

Titanio.. 0,50%

Diastasas, enzimas........................variables.

Propiedades:

Mezclada con el limón descongestiona el hígado, libra la vesícula de piedras y limpia la pared de los vasos capilares.

Neutraliza las intoxicaciones provocadas por hongos y setas.

Los gérmenes patógenos y los parásitos, tanto internos como externos, desaparecen en su presencia.

Es un buen depurativo interno para eliminar sustancias perjudiciales, incluidas la amébica y disentería.

Limpia la sangre (depura), la hace más fluida y la enriquece en sales minerales. Tanto si hay deficiencia como exceso, la arcilla restituye la sangre a los valores normales.

Externamente reduce inflamaciones y facilita el drenaje de los exudados, sangre y derrames sinoviales.

La preparación:

Cuando vayamos a utilizarla externamente, bien sea directamente (como si de una mascarilla de belleza se tratara), o en forma de cataplasmas o compresas, deberemos prepararla en un recipiente de vidrio, porcelana o cerámica, sin emplear nunca el plástico o el metal.

Se pone la cantidad de agua o la infusión de hierbas medicinales adecuada en el recipiente y a continuación se echa la arcilla, removiendo poco a poco. Hay que procurar calibrar muy bien la cantidad de agua, ya que si nos pasamos demasiado no podremos luego espesarla lo suficiente. El agua, por tanto, siempre en pequeñas cantidades.

Lo ideal es prepararla en el mismo momento de emplearla, ya que si esperamos demasiado se endurecerá y ya no será útil. También suele ser recomendable ponerla una media hora al sol - irradiarla - antes de utilizarla, ya que parece ser mucho más activa.

Por vía interna lo mejor es tomarla mezclada solamente con agua, ya que así se produce un intercambio de iones altamente positivo. Para ello se llena un vaso de agua y se deposita una cucharada de polvo en el fondo. A la mañana siguiente se puede beber toda el agua, junto con la arcilla, o solamente el agua que queda en la superficie. Si es así, volveremos a añadir agua y hasta la próxima toma. Cuando notemos que va quedando poca arcilla en el fondo, añadimos una pequeña cantidad.

Si la tomamos antes del desayuno corregiremos rápidamente los procesos diarreicos y por este mismo motivo no la utilizaremos así si padecemos de estreñimiento. Si este es nuestro caso, la tomaremos por la noche o después de las comidas. Si a pesar de ello se agudiza el estreñimiento, deberemos mezclarla con alguna hierba laxante suave, como puede ser la Malva, Fumaria o Frángula.

Si padecemos de acidez la tomaremos después de comer y si es úlcera duodenal, en ayunas.

Para lograr una buena curación lo que más importa es la constancia y la frecuencia, ya que a mayor cantidad nunca hay mayor curación. La acción de la arcilla se debe a sus radiaciones de efecto catalítico y es inútil, por tanto, tomar grandes cantidades.

Cuando se utiliza por primera vez la arcilla hay que ser muy parco en la dosis, ya que muchas personas pueden acusar algunas reacciones, dada su gran efectividad. Las personas nerviosas, hipertiroideas, hipertensas, con tendencia a las alergias o eczemas y las afectadas por tumores, deberán empezar con dosis pequeñas, espaciadas y bebiendo solamente el agua arcillosa. Cuando la tolerancia aumente y no se note ninguna reacción adversa se podrá tomar la dosis correcta.

Lo mismo ocurre aplicándola externamente, sobre todo en úlceras varicosas, eczemas o pieles sensibles. Es posible que al principio notemos una agudización de los síntomas y nos alarmemos. Se impone, por tanto, utilizar dosis muy pequeñas y quizá mezclarla con aceite de oliva.

Cuando la apliquemos a un órgano caliente o en estado febril (catarros, cistitis, etc.), las cataplasmas de arcilla deben aplicarse a temperatura ambiente para que absorba hacia sí el calor interno. Si el frío posterior de la arcilla resulta molesto, se retirará y aplicará una nueva cataplasma. De cualquier manera, hay que procurar no retirarla antes de que esté totalmente seca.

La aplicación mejor son los emplastos, ya que así la arcilla está en contacto directo con la piel, aunque para que no se mueva o nos manche pondremos encima una tela seca.

Cuando queramos aplicarla muy caliente lo mejor es ponerla al sol, en una estufa o al baño María, añadiendo a continuación agua caliente. No se debe volver a calentar la arcilla nunca.

También podremos preparar con ella una escayola y para ello embadurnaremos el trozo de venda que vayamos a utilizar y envolveremos así la parte afectada. Cuando se seca, adquiere la dureza necesaria para sujetar la fractura. La ventaja de este método es que la piel respira, se regenera antes que con la escayola y, además, la misma arcilla contribuye a la consolidación de la lesión.

Los emplastos deben hacerse de bastante grosor, por lo menos 7 mm, reservando las aplicaciones más suaves para las afecciones de piel, como pueden ser los forúnculos o eczemas. Cuando queramos tratar un órgano interno, el grosor debe ser un mínimo de 7 mm y la aplicación directamente sobre la piel, ya que cualquier trozo de tela entorpecería sus propiedades.

Según va pasando el tiempo, la arcilla se desprende sola, señal inequívoca de que ya no nos sirve. Si quedan restos adheridos a la piel será la advertencia de que la parte afectada todavía no está curada; cuando la enfermedad ha cesado, la arcilla se desprende sin ayuda alguna. Esta propiedad nos puede ayudar a conocer la evolución de la enfermedad.

Los emplastos se pueden sujetar externamente con un tejido muy ligero y poroso, si deseamos que permanezca toda la noche, y si la aplicación es en zonas sensibles al frío (garganta, riñones), utilizaremos para vendarla algún tejido que conserve el calor, como puede ser lana o franela. Si deseamos que se mantenga húmeda más tiempo, la envolveremos en hojas de col y si queremos mantenerla elástica y húmeda la mezclaremos con aceites de Consuelda o Hipericón.

Una vez usada hay que tirarla, ya que no sirve para una segunda vez.

Plantas medicinales

AJO

Alliumsativum

Cultivo:

Pertenece a la familia de los tubérculos y está relacionado con la cebolla. Sus hojas son verdes, planas, de filos lisos y suaves, con flores blancas o teñidas de rosa.

Los bulbos se desentierran cuando las hojas empiezan a marchitarse en septiembre y se almacenan en sitio fresco y seco, bien soleado y protegido del viento, aunque una vez cortados hay que mantenerlos a la sombra. Se planta en primavera.

Originario de Asia central, se usa en toda Europa, en la India y en China, aunque todavía existen muchos prejuicios contra él. Hay que consumirlo con su piel, duros, bien secos y con el color blanco. Su carne debe ser jugosa, de olor intenso pero agradable.

Composición:

Aceite esencial con disulfuro de alilo, alina, alisina, vitaminas A, C y nicotinamida.

También hierro, fósforo, calcio, proteínas y carbohidratos.

Propiedades:

Sus propiedades terapéuticas son muchas y muy importantes y abarcan desde la arteriosclerosis, los zumbidos de oído, la hipertensión y la expulsión de parásitos intestinales. Tiene un potente efecto antibiótico, es sudorífico, energético y en la antigüedad se empleaba con éxito para tratar las mordeduras de serpientes, de escorpiones y de los mosquitos.

Se le han encontrado efectos curativos, además, en las fiebres tifoideas, asma, bronquitis y diabetes.

Para que sea eficaz hay que ingerirlo crudo, aunque si el efecto sobre el aliento es muy intenso se puede atenuar con algo de perejil. De todas maneras, en el comercio existen cápsulas de ajo pulverizado o solamente a base del aceite, las cuales se absorben en el intestino y apenas se nota en el aliento.

Localmente se emplea para curar la piorrea, fortalecer las encías y los dientes, pero es obligado masticarlo o, en su defecto, comer tostadas de pan con ajo, tomate, aceite y perejil.

Se le han reconocido también importantes efectos antirreumáticos, aunque hay que tomarlo bastante tiempo ya que su utilidad es como curativo, no como antiinflamatorio. Actúa también como un eficaz fluidificante de la sangre, lo que es gran utilidad cuando existe riesgo de trombosis o arteriosclerosis.

BARDANA

Arctium lappa

Botánica:

Planta de la familia de las Compuestas, de raíz robusta, tallo ramoso y hojas anchas y rugosas. De flores purpúreas, en cuyas cabezuelas está encerrado un involucro provisto de brácteas ganchudas que le permiten pegarse al pelo de los animales y las prendas de vestir (de ahí el sobrenombre de agarra-ropas). Se encuentra en lugares áridos no cultivados.

Recolección:

En pleno verano.

Partes utilizadas:

Se emplean las raíces.

Composición:

Tiene polienos, ácidos alcoholes, taninos e inulina, además de un principio antibiótico eficaz contra el estafilococo dorado en la raíz. Las hojas, artiopicrina, calcio y magnesio.

Usos medicinales:

Antidiabética, depurativa y antibiótica. Es uno de los mejores depurativos que existen, pudiéndose emplear indistintamente por vía oral o tópica con el mismo éxito. Es eficaz, por tanto, en el acné, dermatosis, vitíligo, psoriasis, caída del cabello, y como antibiótico en la mayoría de las infecciones, aunque de manera especial en amigdalitis y sarampión. Tiene igualmente propiedades insuperables contra la gota, la eliminación del ácido úrico y la diabetes.

Se le atribuyen propiedades antitumorales dignas de ser tenidas en cuenta. Produce un aumento benéfico de la sudación y es eficaz en las enfermedades febriles. Externamente es el tratamiento de elección en las dermatosis, forúnculos, ántrax, alopecia, caspa, hongos, infecciones vaginales y lavado de heridas infectadas.

Otros usos:

Su sinergia se encuentra con la Fumaria en los tratamientos depurativos, y con la Equinácea en las heridas y las enfermedades infecciosas.

La raíz cocida es comestible y nutritiva.

Toxicidad:

No tiene, aunque hay que tener en cuenta su efecto hipoglucemiante.

CÚRCUMA

Curcuma longa

Botánica:

Planta vivaz de la familia de las Cingiberáceas. Suele alcanzar un metro de altura, tiene 5 o 10 hojas de pecíolo largo, flores blancas o amarillas y un gran rizoma.

Composición:

Principio amargo, resina, almidón y ácidos orgánicos.

Partes utilizadas:

Las raíces y hojas

Usos medicinales:

Se emplea como tónico estomacal pues estimula la producción de jugos gástricos, siendo adecuado para abrir el apetito y en la hipoclorhidria. Es colagoga, carminativa y reduce el colesterol. Es un potente antiinflamatorio y antioxidante.

Otros usos:

Forma parte de la salsa curry, mezclada con coriandro, jengibre, comino, nuez moscada y clavo.

Toxicidad:

Tiene efecto anticoagulante.

HARPAGOFITO (Garra del diablo)

Harpagophytum procumbens

Botánica:

Pertenece a las Pedaliáceas. Se trata de un fruto ramoso y leñoso equipado con barbas que parecen una garra, el cual crece en terrenos arenosos y arcillosos, junto a los caminos. Los brotes salen de la raíz primaria y yacen sobre el suelo. Se cultiva industrialmente en países africanos en terrenos muy profundos de suelo arenoso y arcilloso, generalmente cerca de los caminos que bordean lugares húmedos.

Los brotes salen de una raíz tuberosa primaria de hasta 150 cm de largo que se arrastra por el suelo. Sus hojas son pecioladas, erectas y lobuladas, mientras que de las axilas crecen flores de un color púrpura intenso similares a las del Digital. A lo largo de los bordes de las raíces existen unas protuberancias que se enganchan a las patas de los animales y gracias a ello se diseminan sin problemas.

En las raíces secundarias es donde se encuentran la mayor cantidad de principios medicinales activos, pero se haya al menos a 60 cm de profundidad y en ocasiones pueden llegar al metro.

Recolección:

Se recolectan las yemas y las raíces superficiales.

Partes utilizadas:

Yemas y raíces

Composición:

Procúmbico, harpagoquinona, harpagósido, harpágido, flavonoides, esteroles, estaquiosa y ácidos triterpénicos.

Usos medicinales:

Antiinflamatorio. Es el remedio natural más empleado en las afecciones reumáticas, superando en la mayoría de los casos a los compuestos químicos. Su ausencia de efectos secundarios y el hecho de que la curación llegue por la regeneración y no por el efecto analgésico, le hacen ser un antirreumático de primer orden.

Tiene efectos analgésicos moderados y es eficaz en artrosis, artritis y gota. No solamente se tolera bien a nivel gástrico, sino que ejerce un efecto favorable en las afecciones gastrointestinales.

Otros usos:

Mejora las neuralgias, la prostatitis, el adenoma de próstata y el exceso de colesterol. También en litiasis renal.

Toxicidad:

Aunque no tiene toxicidad no administrar en el embarazo.

ONAGRA

Oenothera biennis

Botánica:

Planta herbácea, vivaz, de hojas dentadas ovaladas de color verde. Genera flores solitarias o agrupadas en umbela con corola tubular amarilla difuminada en blanco y compuesta de cinco pétalos que en la parte superior son de color amarillo claro y alguna vez violáceo.

Recolección:

Cuando las semillas estén maduras

Partes utilizadas:

De esta planta se emplean principalmente las semillas.

Composición:

Ácidos grasos esenciales.

Usos medicinales:

Factor decisivo en el metabolismo de las prostaglandinas y en la formación de la piel. Tiene una importancia alta en la regulación de la síntesis de las prostaglandinas, así como en la alergia y las defensas orgánicas. Eficaz en la dismenorrea, esclerosis múltiple, envejecimiento cutáneo y artritis. Detiene los procesos inflamatorios.

Dermatitis, tanto de contacto como alérgica. Así mismo, se puede aplicar en la fiebre del heno, asma, alergias diversas y migrañas inespecíficas. En el eczema del lactante el efecto local del aceite de onagra es muy eficaz.

Fibrosis cística y problemas en la absorción de grasas de los niños.

Niños hiperactivos y con problemas de adaptación escolar.

Alteraciones cutáneas como el acné, la caspa, piel seca, caída del cabello, ojos secos, uñas quebradizas y arrugas.

En general, en los trastornos de naturaleza inflamatoria e incluso frialdad en las extremidades.

Esclerosis múltiple, siendo esta la primera enfermedad en la cual se experimentó con éxito el aceite de onagra y que dio origen a un libro que escribió una mujer que se curó con él. Según este libro, el 65% de las personas afectadas y tratadas con onagra encontraron mejoría sensible en el movimiento, funcionamiento correcto de la vejiga urinaria, reducción de los espasmos, recuperación del peso, capacidad de andar y mejor visión. En base a estos éxitos se emplea también en la ataxia de Friedreich.

Otros investigadores hablan de los buenos efectos en la esquizofrenia, las alteraciones paranoicas y comportamientos hipocondríacos. Según parece la mejoría es notoria después de un mes de tratamiento, sobre todo en los casos de agresividad. Después de cinco meses el comportamiento se estabiliza bastante y su reinserción social es posible.

También en alcoholismo, drogadicción en las crisis de abstinencias y las resacas etílicas. Reduce los temblores un 50%, la hiperexcitabilidad y las convulsiones.

Se emplea en niños hiperactivos.

Hay que tomarla unida a la vitamina E por su facilidad para oxidarse. También se pueden emplear las raíces, flores y hojas, pues estas dos últimas igualmente contienen los preciados aceites esenciales. Poseen propiedades tónicas del sistema nervioso, son antiespasmódicas y calmantes.

Para final, hay que mencionar algunas de las enfermedades en las cuales se experimenta la onagra: retinopatías diabéticas, parkinsonismo, diarrea crónica, infertilidad, hepatopatías, depresión y anorexia nerviosa, demencia senil, cirrosis, mastalgias, diabetes, esclerodermia y como rejuvenecedor cutáneo.

Toxicidad:

No tiene toxicidad.

ORTIGA MAYOR

Urtica dioica

Botánica:

Planta herbácea de las Urticáceas, de tallo erecto, hojas grandes de bordes aserrados y flores en espigas pequeñas de color amarillo. Las hojas están recubiertas de una pelusilla picante, llenas de ácido fórmico. Se encuentra entre ruinas, muros, senderos de montaña y cursos de agua.

Recolección:

Las hojas se recogen en primavera y verano, y las semillas en otoño.

Partes utilizadas:

Se emplean las hojas.

Composición:

Clorofila, ácidos fórmico, acético, minerales, vitaminas y oligoelementos.

Usos medicinales:

Remineralizante, diurética y antirreumática. Baja el ácido úrico, elimina los cálculos renales, es eficaz en diabetes y edemas, mejora la función biliar, las diarreas y las úlceras gastroduodenales.

Mejora la disfunción eréctil y las artrosis.

Otros usos:

Externamente se emplea para robustecer el cabello, eliminar la caspa, para lavados vaginales y bucales, así como en las dermatitis seborreicas.

Toxicidad:

La sustancia urticante está dentro de los pequeños pelos de las hojas, los cuales rompemos al tocarlas y así el veneno se disemina en la piel. No obstante, basta un ligero escaldado en agua caliente para que pierdan ese poder y así las podamos tocar ya libremente e incluso comer. Para recolectarlas bastan simplemente unas tijeras y unos guantes de fieltro gruesos.

SAUCE

Salix alba

Botánica:

Pertenece a la familia de las Salicáceas. Es un árbol característico en valles fluviales y se encuentran bosques enteros de estos árboles. Especialmente útil para evitar inundaciones, sus ramas echan raíces cuando caen al suelo. De hoja caduca, alcanza los 30 metros y su tronco puede llegar a tener un metro de grosor.

Recolección:

Las flores se abren en abril y se rompen para liberar unas pequeñas semillas blancas.

Partes utilizadas:

Se emplean la corteza, las hojas y las flores masculinas.

Composición:

Resina, salicina, tanino, estrógenos, y colorantes.

Usos medicinales:

Baja la fiebre, provoca sudor y es analgésico. Aunque el uso de la aspirina le ha desplazado, vuelve a ser de interés al gozar de más y mejores aplicaciones sin efectos secundarios. Por ello se emplea con éxito para combatir la fiebre en las enfermedades infecciosas e incluso en la malaria.

Para mejorar las enfermedades reumáticas, como antiinflamatorio y en las dismenorreas. También y aunque menos utilizado, se emplea contra el histerismo, la angustia y el insomnio, así como para corregir la acidez gástrica y las diarreas. Hay quien le atribuye buenos efectos contra la ninfomanía femenina.

Externamente la corteza o las flores se pueden emplear para lavar heridas, llagas y realizar irrigaciones vaginales. Tiene sinergia con el saúco y el eucalipto para bajar la fiebre y con el harpagofito para mejorar las enfermedades reumáticas. La corteza del sauce debe tener al menos dos años y hay que pulverizarla en el momento de su uso, ya que no se puede conservar.

Otros usos:

Se emplea para calmar ardores sexuales en mujeres y hombres, quizá por su efecto somnífero.

Toxicidad:

No se conoce.

ULMARIA

Filipendula ulmaria

Botánica:

Planta herbácea de la familia de las Rosáceas, con hojas pecioladas, ovales, flores pequeñas y blancas. Se encuentra en zonas húmedas y a lo largo de los ríos. Se la conoce como *Reina de los prados.*

Recolección:

Las flores se recogen en primavera.

Partes utilizadas:

Se emplean las flores y hojas.

Composición:

Salicitato de metilo, flavonoides, ácido salicílico y gaulterina.

Usos medicinales:

Se emplea en el reumatismo, los cálculos renales y como analgésico. Es diurético, antiácido, astringente, depurativo, y antipirético, actuando, además, como anticoagulante en la prevención de la trombosis. Es eficaz en los exantemas acneiformes, inflamaciones de la pleura y como sudorífera.

Otros usos:

En la antigüedad se utilizaba contra la malaria y como ambientadora de hogares. Se la considera la aspirina vegetal.

Es adecuada para la hernia de hiato.

Toxicidad:

Su grado de toxicidad es bajo. No administrar en presencia de úlceras o hemorragias.

UÑA DE GATO

Uncaria tomentosa

Botánica:

Liana gigantesca que crece en selvas húmedas de Perú y que enredada en los árboles puede subir hasta los 20 metros. Tiene tallos espinosos que adoptan una forma similar a las uñas de los gatos.

Composición:

Isopteropodina, taninos catéquicos, polifenoles, mitrafilina, hirsutina e Isopteropodina-Aloisomérica.

Usos medicinales:

Inflamaciones en general, artritis, cistitis, úlceras gástricas. Infecciones víricas, enfermedades autoinmunes. Se le reconocen, especialmente, importantes acciones sobre el sistema inmunitario y en el aumento de los leucocitos. Los últimos estudios demuestran efectos benéficos en la mitosis celular y retrasa o impide la implantación de células tumorales.

Otros usos:

Cáncer, especialmente en presencia o riesgo de metástasis.

Herpes, envejecimiento. Se le han encontrado efectos intensos en la mejora del Alzheimer, especialmente unida al Ginkgo Biloba y al Romero.

Toxicidad:

Puede ocasionar trastornos digestivos. No emplear durante el embarazo o la lactancia por la presencia de alcaloides.

ZARZAPARRILLA

Smilax aspera

Botánica:

Pertenece a las Liliáceas y vegeta espontánea en bosques. Puede alcanzar el metro de altura y posee numerosas ramas flexibles recubiertas de pinchos afilados. Las hojas verdes están manchadas de blanco o negro. La más eficaz es la cultivada en Méjico.

Recolección:

Las flores salen en septiembre y octubre y en otoño los frutos.

Parte utilizadas:

Se emplea la raíz.

Composición:

Contiene sobre todo saponinas, almidón, colina, sales minerales y oxalato de cal.

Usos medicinales:

Es sudorífica, diurética y depurativa. Se emplea como diurética para favorecer la expulsión de la urea y el ácido úrico, por lo que es útil en la gota y el reumatismo. También es eficaz en la nefritis, litiasis renal y como tratamiento depurativo interno de las enfermedades de la piel. Favorece la digestión, mejora la absorción de los nutrientes y activa el metabolismo. Ayuda a bajar la hipertensión y las cifras altas de colesterol.

Otros usos:

Se le atribuyen propiedades para curar la sífilis y como planta para realizar conjuros y curar las enfermedades graves. Tiene sinergia con las hojas del nogal para emplearla como depurativa y eliminar el ácido úrico. Existe una variedad, la Smilax médica, que se da en Méjico, que es más eficaz y tiene fama como afrodisíaca y estimulante genital masculina.

Toxicidad:

No tiene toxicidad.

HOMEOPATÍA

Se tomarán cinco gránulos situándolos debajo de la lengua, sin tocarlos con los dedos, en ayunas. La posología sera 2-3 veces al día hasta la desaparición de los síntomas agudos y luego una dosis al día o días alternos hasta la eliminación del dolor.

Colchicum CH4, Arsenicumiodatum, Aurum y Magnesium phosphoricum CH6.

También:

KALIUM CHLORATUM CH6 (*cloruro de potasio*)

En las afecciones de oído, conjuntivitis, inflamación de los ganglios linfáticos, derrames sinoviales, alteraciones del ojo y conjuntiva, infecciones por Cándida, mucosidad viscosa blanca, leucorrea y neumonía.

NATRIUM MURIATICUM CH6 (*Sal marina sin refinar*)

Patogenesia

Produce sequedad de mucosas, aumento del moco, deshidratación y dificulta la asimilación de los nutrientes. Hay debilidad, depresión y aspecto aceitoso de la piel.

Características de la enfermedad

Nos encontramos con personas delgadas, de piel amarillenta, con acné en los jóvenes, con labios resecos y grietas en las comisuras labiales. La persona tiene buen apetito y mucha sed, con frecuentes dolores de cabeza.

Le gustan los alimentos salados y esto le genera sequedad de mucosas y sed muy fuerte. Con frecuencia su piel está marcada por verrugas, herpes y eczemas. Tiene la zona que rodea a las uñas despellejada. Tendencia al llanto, a la melancolía, la indiferencia por la familia y se encuentra frecuentemente cansado.

Existen estornudos crónicos con hemorragias nasales, inflamaciones articulares, pérdida del olfato y el gusto, enfermedades de las vías respiratorias superiores, urticarias, prurito en la palma de la mano, en el dorso y en la planta del pie y herpes labial.

Mejora: con el aire libre.

Empeora: se encuentra peor a orillas del mar, con el calor y a las diez de la mañana.

Aplicaciones

Es eficaz en la astenia, adelgazamiento, las depresiones, los problemas escolares y las desilusiones sentimentales. También en las deshidrataciones, en el estreñimiento, las alergias primaverales, el asma y el dolor de cabeza por estudios. En las afecciones hepáticas e intestinales crónicas, la cefalea, tuberculosis cutánea, menstruaciones escasas, hipertiroidismo y ataques de gota con náuseas.

Remedio adecuado en las verrugas de las manos y el acné juvenil. La dosis puede bastar con 30 CH una vez por semana.

SILÍCEA CH12 (*Sílice*)

Patogenesia

Afecta al desarrollo en general y al óseo en particular, al sistema nervioso y a los ganglios linfáticos. Es una sal tisular que se encuentra en la sangre, pelo, uñas y piel.

Características de la enfermedad

Son personas delgadas, débiles, malnutridas y muy sensibles al frío, que tienen fragilidad capilar, manchas blancas en las uñas, sudor fuerte en los pies y poca fortaleza ligamentosa. Suelen ser niños de vientre abultado, con frente amplia, mirada vivaz y con ganglios linfáticos siempre abultados. Hay dolor de cabeza que llega hasta el ojo derecho, como si la cabeza fuera a explotar, nariz obstruida, pérdida del olfato, estreñimiento y menstruaciones muy intensas.

Les afecta especialmente el frío, el cual penetra hasta los huesos y les produce sensaciones dolorosas. Son niños con poca energía, delgados y raquíticos, con las fontanelas abiertas más tiempo del normal, los cuales tardan mucho en aprender a caminar. Les afecta mucho la vacunación, no les gusta la leche de la madre y mejoran con el calor y el tiempo seco. Tienen la piel pálida, con facilidad para las heridas y la supuración, siendo habitual las otitis, sinusitis, los pies húmedos y las uñas frágiles.

Su carácter es de ideas fijas, muy miedosos, se agotan enseguida y pese a que son eficaces en el trabajo nunca se sienten satisfechos. Aunque inteligentes tienen dificultad en concentrarse en los estudios y su gran cansancio psíquico les impide estudiar lo suficiente.

Las mujeres padecen estreñimiento antes y después de la menstruación y se agotan mucho durante el coito, padeciendo, además, cefaleas en la nuca y en el ojo derecho. Tienen oleadas de frío durante los días del período.

Aplicaciones

Para casos de raquitismo y poco desarrollo óseo y dental. Parásitos intestinales y reacción posvacunal. En la tendencia al enfriamiento y las infecciones invernales, así como en el aumento de los ganglios linfáticos.

Para mejorar el carácter y el rendimiento escolar, lo mismo que para corregir el miedo y la timidez. En las afecciones de piel, uñas y fístulas, en los pies helados y sudorosos, las paperas, los forúnculos y el acné.

Otras aplicaciones

Tuberculosis cutánea, dermatitis, fístulas anales, ganglios linfáticos aumentados.

Complementos naturales: sílice, cola de caballo, ortiga verde.

En resumen

Jóvenes delgados, débiles y con gran laxitud ligamentosa. Abdomen hinchado, raquitismo y falta de concentración mental.

MEDIDAS FÍSICAS

La **reflexoterapia** es un auxiliar terapéutico muy interesante en estos casos.

Los **baños** a más de 38 grados y la supresión de las espinacas y la carne, constituyen otras medidas de mucho interés.

La **Resonancia Magnética** produce igualmente buenos resultados, sobre todo si la enfermedad no es demasiado antigua.

Esta técnica que se desarrolló en los 70 se denomina realmente Resonancia Magnética Nuclear, pero se eliminó el final por la asociación con radiaciones peligrosas. Sin embargo, no existen peligros con ella, al menos es inferior al TAC que somete a una dosis de radiación ionizante que no es desdeñable, pero tiene un nombre mucho menos amenazador.

La RMN aprovecha las propiedades de los núcleos atómicos al someterlos a un intenso campo magnético y luego bañarlos en ondas de radio. Para hacer esto, un aparato de RMN utiliza tres dispositivos diferentes: un imán potente y fijo, imanes secundarios variables y bobinas emisoras/receptoras de ondas de radio.

En cuanto al **ejercici**o, se recomiendan aquellos que sirvan para fortalecer, ganar flexibilidad y ampliar los movimientos, pues son la clave para la curación de la artritis. Aunque las clínicas de terapia física están equipadas con equipos de ejercicio especiales, muchos de los ejercicios que recomiendan los fisioterapeutas para el tratamiento de la artritis se pueden llevar a cabo fácilmente en casa sin necesidad de equipos especiales.

En general, los ejercicios suavesson preferibles a cualquier otro. Las actividades de alto impacto, como correr, saltar, o hacer ejercicio aeróbico saltando, que ponen estrés innecesario en las articulaciones, pueden causar dolor y lesiones en las articulaciones. Caminar, montar en bicicleta de paseo, la gimnasia de mantenimiento o jugar al golf, son buenos ejemplos de actividades apropiadas para quienes tienen artritis.

Los **ejercicios acuáticos** y la natacióntambién son excelentes opciones para las personas con artritis, pero deben hacerse en agua templada, nunca fría. El agua da apoyo a las articulaciones y previene movimientos abruptos de alto impacto y también ofrece una resistencia suave que puede ayudar a fortalecer.

Recuerde que ningún tipo de ejercicio es bueno para todas las personas, aunque se recomiendan tanto los ejercicios para fortalecer como para estirar. En la mayoría de los casos, los **ejercicios isométricos** para fortalecerson seguros.

Estos ejercicios son estáticos y no utilizan pesas o máquinas de ejercicio, pues solamente emplean la propia resistencia del cuerpo para fortalecer. Pero al igual que el ejercicio acuático, los ejercicios isométricos pueden no ser adecuados para todos los enfermos, estando desaconsejados en quienes padecen hipertensión o cardiopatías.

Los **Ejercicios Dinámicos** de Fortalecimiento, o ejercicios que involucran movimiento y uso de pesas, pueden ser adecuados si se trabaja con pesos livianos a velocidades lentas. Estos ejercicios dinámicos se deben llevar a cabo con cautela debido al potencial de crear estrés y presión excesivos en los músculos y las articulaciones.

Aún así, pueden ser más eficientes para fortalecer que los ejercicios isométricos y tienen el beneficio adicional de brindar movimiento a la articulación, lo cual es muy importante para restaurar la amplitud de movimiento y la flexibilidad.

El **Thai Chi** es un arte marcial antiguo que ha ganado popularidad en el mundo occidental entre las personas de todas las edades, pero que puede ser especialmente beneficioso para las personas mayores con artritis u osteoporosis.

Los movimientos suaves y llenos de gracia del Thai Chi promueven flexibilidad, coordinación y equilibrio. Uno de los beneficios adicionales del Thai Chi es un sentido de control, bienestar y paz mental, componentes importantes de un programa de auto manejo que enfatiza el bienestar general.

OTROS REMEDIOS NATURALES

Aplicación directa:

Localmente se emplean los aceites esenciales de lavanda y pino, y las compresas de col. También se pueden realizar aplicaciones calientes de paja de avena, flor de heno y patatas.

Dieta:

La investigación ha mostrado que comiendo muchas grasas saturadas puede empeorar la enfermedad y, sin embargo, comiendo alimentos ricos en grasas insaturadas mejoran los síntomas.

Nutrientes:

Zumo de patata crudo: es suficiente una cucharada al día en ayunas.

Aceite de semilla de lino: 2 cucharas diariamente.

Complementos:

Vitamina K: 100 mg tres veces por día reducen la inflamación.

Betaina (HCl) con pepsina: muchos pacientes afectados están bajos en este componente digestivo. Se emplearán 2 píldoras con las comidas ligeras, 4 con las comidas mayores.

Selenio: evita la pérdida de la fuerza muscular.

Hierbas:

El Jengibre (cápsulas o fresco), así como empleado en condimento, suele dar buenos resultados. De especial interés es el uso del Anamú.

Medidas físicas:

Varias veces al día abluciones de agua templada en la cara. Duchas calientes seguidas de una ducha fría de corta duración.

ALIVIO DEL DOLOR

Una vez que hemos descartado el uso de opiáceos o analgésicos de alta potencia, vemos que existen muchas otras maneras de abordar el dolor, aunque cuando el dolor es intenso podría estar justificado un analgésico no narcótico. Pero incluso en esos casos, las siguientes opciones podrían permitirle al menos reducir la cantidad que consume, o la frecuencia con la que necesita tomarlas.

Boswellia

También conocida como Boswellin o "incienso indio," esta hierba contiene ingredientes antiinflamatorios específicos.

Bromelina

Esta enzima, que se encuentra en la piña, es un anti-inflamatorio natural. Se puede tomar en forma de suplemento, pero comer piña fresca, incluyendo el corazón que es rico en bromelina, también puede ser útil.

Myristoleatecetílico (CMO)

Este aceite, que se encuentra en el pescado y mantequilla de vaca, actúa como un "lubricante para las articulaciones" y como un anti-inflamatorio.

Alivia los quistes ganglionares y el molesto síndrome del túnel carpiano cuando aparece cuando se utiliza mucho tiempo el teclado de ordenador.

Onagra, Aceite de Borraja y Grosellero Negro

Estos contienen el esencial graso ácido gamma linolénico (GLA), que es útil para tratar el dolor artrítico.

Crema de Cayena

También llamada crema de capsaicina, esta especia proviene de los chiles secos, alivia el dolor al agotar el suministro del cuerpo de la sustancia P, un componente químico de las células nerviosas que transmiten señales de dolor al cerebro.

Si sufre algún dolor soportable, siga estas pautas:

Elimine o reduzca radicalmente los alimentos procesados.

Evitar los granos procesados y azúcares refinados (especialmente fructosa) para reducir los niveles de insulina y leptina y disminuir la resistencia a la insulina y la leptina, que es una de las razones más importantes por las que se crean las prostaglandinas inflamatorias.

Tome omega-3

El mejor es el aceite de kril. Las grasas de omega-3 actúan sobre los precursores que miden la inflamación llamados prostaglandinas, de hecho, así es como funcionan los analgésicos antiinflamatorios, actuando sobre las prostaglandinas.

Mejore los niveles de vitamina D

Optimizar el nivel de vitamina D exponiéndose regularmente al sol y tomando un suplemento de vitamina D3, ayuda a reducir el dolor a través de una variedad de diferentes mecanismos.

Técnicas de Liberación emocional

EFT es un método libre de medicamentos para tratar el dolor de todo tipo. Es muy similar a los principios de la acupuntura, ya que ayuda a equilibrar su sistema de energía sutil.

Ayuda a resolver las emociones negativas subyacentes que a menudo son inconscientes y que pueden estar empeorando su dolor físico.

Al estimular los puntos bien establecidos de la acupuntura con los dedos, ayudará a reequilibrar la energía, lo que ayudará a disipar el dolor con una reducción del 40% en la intensidad del dolor y una reducción del 57 en el dolor desagradable.

Terapia K-Laser Class 4 Laser

La terapia K-láser puede ser una excelente opción para muchas condiciones dolorosas, incluyendo lesiones agudas, pues aborda la causa subyacente del dolor.

K-láser es un tratamiento de terapia de laser infrarrojo clase 4 que ayuda a reducir el dolor, reduce la inflamación y mejora la cicatrización de los tejidos, tanto de los tejidos duros como los blandos, incluyendo los músculos, ligamentos e incluso huesos.

Las longitudes de onda infrarrojas utilizadas en el K-Laser permiten enfocarse en zonas específicas de su cuerpo y pueden penetrar profundamente en el cuerpo para llegar a zonas como la columna vertebral y la cadera.

Quiropráctica

Las técnicas quiroprácticas son más seguras y menos costosas que los tratamientos médicos alopáticos, especialmente cuando se usa para el dolor de espalda.

Los quiroprácticos, los osteópatas y los médicos naturistas son fiables, ya que han recibido una amplia formación en el manejo de trastornos músculo-esqueléticos durante su formación de salud, que dura entre cuatro y seis años.

Acupuntura

La investigación ha descubierto un efecto demostrable para el tratamiento del dolor de espalda, de cuello y de hombro, osteoartritis, y dolores de cabeza.

Masaje

El uso del masaje para varios tipos de dolor, incluyendo dolor ósea y muscular, dolores de cabeza, dolor interno profundo, fibromialgia y dolor en la columna, es muy eficaz.

En ocasiones, la terapia con masaje alivia el dolor mejor que no hacer un tratamiento. Cuando se comparo con otros tratamientos para el dolor como la acupuntura y la terapia física, la terapia de masaje incluso demostró ser beneficiosa y tuvo pocos efectos secundarios. Además de aliviar el dolor, la terapia de masaje también mejoro la ansiedad y la calidad de vida relacionada con la salud.

Astaxantina

La astaxantina es uno de los antioxidantes solubles en grasa más eficaces que se conocen hoy en día. Tiene propiedades anti-inflamatorias muy potentes y en muchos casos funciona mucho mejor que los medicamentos anti-inflamatorios.

Podría necesitar 8 mg o más por día para obtener este beneficio.

Jengibre

Esta hierba tiene una potente actividad antiinflamatoria y ofrece alivio al dolor y propiedades que asientan el estómago. El jengibre fresco funciona bien al remojarlo en agua hirviendo y tomarlo como té o rallado en jugo de vegetales.

Curcumina

En un estudio con pacientes con osteoartritis, las personas que agregaron 200 mg de curcumina al día redujeron el dolor y aumentaron su movilidad.

Se encontró que el extracto de cúrcuma bloquea las vías inflamatorias, evitando eficazmente la sobreproducción de una proteína que desencadena la inflamación y el dolor.

www.ingramcontent.com/pod-product-compliance
Lightning Source LLC
Chambersburg PA
CBHW031729210326
41520CB00042B/1313